ハンセン病療養所に生きた女たち

福西征子

昭和堂

ハンセン病療養所に生きた女たち

福西征子

はじめに――療養所の女たちの立場

平成八年のらい予防法廃止および同十三年の熊本地裁判決以降、我が国のハンセン病に関する情報は、それまでの長い沈黙を破って、堰を切ったように巷間に溢れるようになった。その時々に登場する新聞やテレビの記事や映像、啓発パンフレット、そして、出版された多くの著書などを通して、ハンセン病対策の非条理な歴史が繰り返し語られた。そのため今さら重ねてハンセン病問題について記す必要などないようにも思われるが、本書に登場する五人の女性の話をより良く読み解くために、もう一度、簡単に振り返ってみることとする。

明治四十年に公布された「ライ予防ニ関する件」に始まり、昭和六年の「旧・癩予防法」、および、同二十八年の「新・らい予防法」に基づいて行われてきた我が国のハンセン病予防対策は、平成八年の「らい予防法廃止に関する法律」公布によって終止符が打たれ、以後、ハンセン病問題は終わりを迎えるかに見えた。

ところが、その後、らい予防法によって被害を受けたハンセン病患者・回復者等が提訴した「らい予防法違憲国賠訴訟」に対して、平成十三年、熊本地裁は「らい予防法は日本国憲法が全ての国民に保障している基本的人権を踏みにじるものであり、国は原告に対して賠償責任がある」という判決を下した。すなわち、我が国の強制隔離によるハンセン病対策は、日本国憲法が全ての国民に保障している、平等権（差別されない権利）、自由権（精神、身体、経済活動を保障してもらう権利）、社会権（生存権、教育を受ける権利、勤労の権利など）、請求権（裁判を受ける権利など）等の諸権利を、長期に、また広範に侵してきたという原告勝訴の違憲判決であった。

以後、小泉首相談話を経て、国・厚生労働省と、原告団および弁護団などからなる統一交渉団との間で、「ハンセン病患者・回復者そして被害を受けた全ての人々に対する謝罪と名誉回復」、「これまで策定・遂行されてきたハンセン病の歴史の真相究明」、「社会復帰および社会生活の支援」、「療養所入所者の現行の療養生活を保障する在園保障」などについて検討を進めることがまとめられた。

また、官民を問わず、「ハンセン病に関する誤った偏見や差別の解消に向けた啓発活動」が行われ、平成二十年には「ハンセン病問題の解決の促進に関する法律（基本法）」が公布された。

先に述べた、らい予防法闘争、らい予防法違憲国賠訴訟、および啓発活動などに主体的に関わったのは、もちろん男性であった。「もちろん」という言葉は、国立ハンセン病療養所における入所者自治会（療養所に入所している患者・回復者からなる入所者の自治組織）や、全患協（現全療協。現全国ハンセン病療養所入所者協議会の前身）の指導的立場に立ってきた者の殆どが男性で占められてきたこと、したがって、いわゆる「らい予防法闘争」は、もっぱら男性中心に闘われてきたことを指摘したものである。

明治以降、今日に至るまで、ハンセン病患者・回復者の女性が表立って活躍した例は多くはない。女性の出番は稀であり、それは予防法廃止の時も、予防法違憲国賠訴訟の時も同様であった。その結果、女性が実際に被った女性特有の被害は、未だ十分に語られていない。

それればかりか、ハンセン病療養所の外の社会において男尊女卑の習慣が根強く残っていた戦前に、療養所内では女性にも園内参政権が認められていたこと、あるいは、作業賃や食事の量などに男女の差別がなかったことを理由に、「権利に関する限り、女性が男性より劣位に置かれていたことはない」などと解説されたりしている（内田博文『ハンセン病検証会の記録——検証文化の定着を求めて』）。

しかし、たとえ「権利に関する限り」と断り書きを入れたとしても、ハンセン病療養所の女性が、男性と同等であったと言うわけにはいかない。妻の立場を「無能力者」「男性の所有物」などとした明治民法下で生活してきた戦前の療養所入所者、特に、昭和二十年前後に青年期を迎えた男性入所者が、男性優位の考え方をそう簡単に払拭し得たとは思えないのである。ましてハンセン病療養所は、人々の出入りも、情報も、極端に制限され続けた世界であった。

ジェンダーの問題は、どの時代にあっても、どの地域にあっても、また、どのような階級にあっても容易ではなく、いまもって混迷の最中にある。

ただ熊本地裁判決以後のハンセン病療養所は、入所者の高齢化にもかかわらず、ある意味ではダイナミックな変化を遂げた。特に、重かった女性の口が開き、女性の目から見た女性の療養生活が語られ始めている。

本書は、国立療養所松丘保養園で現在も療養生活をしている五人の女性から、隔離以前の生活、療養所へ隔離されたころ、学校生活、結婚、園内作業、園内外の家族との付き合い、さらに、予防法廃止と熊本地裁判決に対する思い、また、社会復帰したことのある女性や子供を産み育てた女性には、それらについての経験などについて、聞き取りをした内容をまとめたものである。これら五人の話に目を通していただくことによって、これまで顧みられることの少なかったハンセン病療養所におけるジェンダーについて改めて考えていただければ幸甚である。

平成二十八年四月三十日

福西征子

目次

はじめに――療養所の女たちの立場　2
夫との葛藤の日々――夫にかしずいた人生　語り 斉藤ふみさん　9
療養所に生まれて――父母以外の家族を知らず　語り S・Kさん　29
強くなくては生きられなかった――子供を持った喜びと苦悩　語り K・Nさん　47

信仰に導かれて——祝福されなかった結婚と社会復帰　語り 神子澤悦子さん　75
夫婦でも墓は別——しかし不幸だけではなかった　語り M・Yさん　103
解説 ハンセン病療養所とジェンダー——松丘保養園を中心に　121
おわりに　171
参考文献　173

夫との葛藤の日々——夫にかしずいた人生

語り　斉藤ふみさん

大正十五年一月十一日生。
北海道出身。
五人姉弟（姉二人、本人、弟二人）。
十歳（昭和九年ごろ小学校四年）で保養園へ入所した。

保養園に入所するまで

最初に眉毛がなくなりました。近所のおばさんに眉毛がないと言われたので、札幌の大学病院を受診したところ、ハンセン病と診断されました。そのころ母は青森の実家に帰っていましたが、なぜ北海道の私たち家族と一緒にいないのか、私には解かっていませんでした。それまで母は亡くなったと聞かされていました。私自身がハンセン病になって、初めて母が同じ病気だということに気が付きました。まだ九歳の子供がその辺りの事情を詳しく理解するのは難しいことでした。

母は青森の実家でしていた仕事のために病気を悪化させていました。弟が産まれるとき、母は北海道の私たちの家に帰ってきました。そして産まれた弟を連れて、すぐ青森の実家に帰ったそうですが、私は幼くて母が弟を産んだことなど知る由もありませんでした。まして、いつ、どこで産んだかなども知りませんでした。弟がいることは、ずっと後になって知りました。

その後、母は父と離婚しました。そのときにもらった手切れ金で青森の本家の近くに家を持ち、母の妹と息子（私の弟）と一緒に暮らしていました。本家には母の兄弟がいて、難しい確執があったようです。ただ本家自身も村から孤立して苦しい立場だったと記憶しています。ハンセン病の患者を出した家は嫌われて当然という時代でした。どんな家でも、ただでは済みませんでした。

保養園へは母と一緒に、祖父に連れられて来ました。「お前は病気だから、ここに入園しなさい」と言われ、それを素直に信じて保養園に入りました。警察や保健所、北海道庁の人は一緒に来ませんでした。多分、すべて大学病院が手配していたのだと思います。

北海道の家は、保健所が消毒に来たため家族にハンセン病患者がいたことが隣近所に知れ渡り、住みにくくなって別の町に引っ越さなければなりませんでした。北海道の人々もハンセン病を嫌っていました。

その当時、弟は元気でしたが、後になってハンセン病を発病しました。弟の病気は母から移ったのだと思います。弟は保養園に入園し、成人後に保養園に入所していた女性と結婚しました。

長い間、私と母との間柄はうまくいかず仲良くできませんでした。園にいた別の女性を「おばさん、おばさん」と言って慕ったりしましたから、母は寂しかったと思います。でも、どうしても「お母さん」と言って懐く気にはなれませんでした。仕方のないことでした。

いま考えると、母が父と離婚するときに、私が父のところへ、弟が母のところへと、二人いた子供を一人ずつ分けただけのことだったのだろうと思いますが、そのことが私の気持ちを母から遠ざけていました。

ハンセン病の治療

昭和十年、保養園に来た日に中条資俊先生（保養園の初代園長）の診察を受けたときは、怖くて逃げ回りました。ただ札幌の大学病院では丸裸にされましたが、中条先生は丸裸にはしませんでした。着物を着たままで前をはだけさせ、背中やお尻、足など、体中を一通り診察しました。診察が終わると、園から支給された着物を着せられました。北海道から着てきた着物や持ってきた着物などは、取り上げられずに自分の部屋に持って行くことができました。

保養園では重症者や子供のハンセン病を優先的に治療していました。そのころは、まだプロミンも

ＤＤＳもリファンピシンもなく、昔から行われていた大風子油の治療しかありませんでした。みんなが大風子油の注射は痛いだけで効かないと言っていましたが、他にこれといった治療薬はありませんでした。

子供のころの私はハンセン病が治らない病気だとは思っていませんでした。それで保養園に入所してからすぐ、勧められるままに大風子油の注射をするようになりましたが、自費払いだったのでお金がかかりました。お金は家から送ってもらいました。

大人と一緒に自分用の大風子油をやかんに入れて沸騰させて、それを熱湯消毒した注射器に吸引して注射してもらいました。お金があるときは大風子油を買い、お金がないときは買えないという、その日暮らしの生活が戦後まで続きました。ただ注射を始めて一年ほど経ってから顔の斑紋が消えました。そういうことがありましたので、今でも私は大風子油の治療は有効だと思っています。

戦後、昭和二十三年ごろから、保養園でも新しいハンセン病の特効薬といわれたプロミン治療が始まりました。重症者や子供が優先されましたが、私は大風子油の治療で斑紋が消えていたために軽症と判断され、プロミン注射は一番後に回されました。

結局、指などに軽い後遺症が残りましたが、他の人たちより早い時期にハンセン病が軽快したのは運が良かったと思っています。その後、ＤＤＳ内服はしましたが、リファンピシンはのみませんでした。

中条園長先生が終戦まじかに開発した新薬のＴＲの治療は無料で、志願制になっていました。そのころは確実にハンセン病に効く薬はないと言われていた時代でした。そのため、治りたい一心で、藁にもすがる思いで、まだ研究途上のＴＲ治療に志願する人が後を絶ちませんでした。しかしＴＲを注射した後、腹が膨れたり、身体が黄色くなって具合が悪くなったり、なかには亡くなる人もいて、気の毒なことでした。中条先生は子供にはＴＲを使いませんでした。

学校

昭和十年に保養園に入所後、保養園内にあった学校へ入学しました。新城小学校と中学校の双葉分校（戦後、保養園に入所していた子供たちのために開校した学校）は昭和二十九年の開校ですから、まだこのころの子供たちは保養園の（旧制）尋常小学校、高等小学校で勉強していました。先生はそれなりの教育を受けた患者が代用教員として務めていました。

昭和十一年の保養園大火のとき、学校も焼けてしまったため、その後の二年間は休校になりました。臨時の教室もない完全休校で、山の公園で林間学校のようなものをしたりしましたが、勉強らしい勉強はしませんでした。大人たちと一緒に生活して可愛がられるだけの生活でしたので、毎日が楽しかったことを覚えています。

昭和十三年に新しい子供舎が造られました。また学校も再建されたため、子供たちは子供舎に移り、そこから学校に通うようになりました。私は尋常小学校五年から高等小学校二年まで保養園の学校で勉強しました。

ただ、当時の学校の教育内容は当たり前のものではありませんでした。教科書は普通の教科書を使っていましたが、先生が正規の教員ではなかったため、ごく簡単な内容の授業しか受けることができませんでした。小学校ではそれなりの授業をしていたのかもしれませんが、高等小学校では先生自身が教科書を理解できていないことが明らかでした。それでも子供たちは一通りの知識を身につけることはできたと思います。

子供のころ

保養園へ入所した昭和十年には、子供だけが住む子供舎はありませんでした。私は十歳から保養園の学校に通っていましたが、友達といえるほどの人はいませんでした。子供舎ができたのは、私が十二歳のときでした。その子供舎のなかで子供同士の交流が芽生えて、ようやく友達ができました。いっぱいいる子供たちのなかに入っていると安心して、孤独を忘れることができました。

十六歳（昭和十五年）のときに、ハンセン病を発病した十三歳の弟が保養園に入ってきました。

保養園に入所したとき、母は持っていたお金を保養園のなかでしか通用しない園内通貨に換えていました。子供舎にいたころは母がその園内通貨をくれたので、買い物係に頼んで必要なものを買ってもらいました。

戦前は歯磨き粉や歯ブラシはありませんでした。売店でも売っていなかったと思います。そのため歯を磨く習慣はありませんでした。塩で歯を磨くということもしませんでした。昭和十七年か十八年ごろから歯ブラシが手に入るようになりました。石鹸は、昭和十七年ごろから売店で売るようになり、母が買ってくれました。

風呂は一つしかありませんでしたから、入浴は男女が日にちを分けて交代で入っていました。新しい衣類を買うことは滅多にありませんでした。洋服や下着類は古いものをリフォームしていました。ブラジャーを自分で作った人もいました。

初潮があったときは晴天の霹靂でした。でも母が古い着物やタオルを使ってT字帯を作ってくれましたので慌てなくてすみました。当て布には古いタオルや布を使いました。戦争が始まる前は脱脂綿が支給されていましたが、昭和十八年から二十年ごろまでは、物資不足のために脱脂綿もありませんでした。保養園のなかでは、布そのものが貴重品になっていました。

戦争になるまでは三度の食事には困りませんでしたが、おいしいと思った記憶はありません。子供でも、食べ物がおいしいかまずいかは解かります。しかし食べ物があっただけでもましでした。

戦争が始まると食べ物が足りなくて困りました。子供たちはお金を持っていなかったので、売店で食べ物を買うことができませんでした。畑で採れた野菜は園の給食に納めていましたので、そちらから子供たちが分けてもらうこともできませんでした。

三度、三度の食事は出ましたが、ほとんど毎日、ご飯と塩汁と漬物だけというメニューでした。ジャガイモとサツマイモとトウモロコシの粉を混ぜてパンのようにしたものが園から支給されたり、沢庵と梅干なども出ましたが、空腹でした。保養園のなかに生えている草木で、食べられるものは何でも食べました。

子供は大人より優遇されていましたが、それでも辛い思いをしました。その日暮らしで、明日のことなど考える余裕はありませんでした。特に、昭和十八年から十九年ごろは、刈り込み（強制隔離）で、保養園に入ってくる人たちが大勢いましたが、話にならないほど保養園の食料事情や医療事情が悪かったため、大勢の人が死にました。そのころはハンセン病の治療に使う大風子油さえありませんでした。

ただ、そういう状況でも、すでに思春期に入っていた私は、隠れて無断外出（無許可外出。予防法下では入所者が外出するときは園の許可を得なければならなかった）して、映画などを見に行っていました。一度、ねぶた祭りが見たくて園に隠れて外出したところ、見つかって大目玉を食ったことがあります。

お金はありませんでしたが園の外へ出ることはできました。映画代くらいは何とかなりましたが、交通費がないため徒歩で出かけました。一里くらいの距離を歩くのは平気でした。それでも人目が気になって、デパートや食堂にはなかなか入れませんでした。男の人は飲み屋にも入っていたと思いますが、お金が問題でした。お金がなくてはどうにもなりません。

その日の食べ物にも困っていたころ、実家から食べ物やお金の仕送りを受けていた人もいました。私自身も昭和十七年ごろまでは、北海道の実家に、あれが欲しい、これが欲しいと言ってやると、父が必ず送ってくれました。送ってくれと頼んで、私の手元に届かなかった品物はありませんでした。

父は保養園には来ませんでしたから、私が二、三年に一度くらいの割合で実家に帰って、家族と会っていました。しかし昭和十四年に再婚した父の二度目の妻に男の子が産まれてからは、その継母に冷たくされました。北海道に帰ったとき、実家には入れてくれましたが、義弟に触らせてもらえず邪険に扱われました。それ以後、いつの間にか北海道には帰らなくなりました。

戦時中、日本中が物資不足だった時代は、実家からの仕送りはありませんでした。

患者作業

戦争が終わったとき、私は二十歳になっていました。

戦後すぐ公民権が天から降ってきました。男だけでなく女の入所者にも選挙権が与えられました。占領軍の方針だということでした。ただ、選挙といっても、ハンセン病療養所に入ってくる情報は話にならないほど少なかったので、誰に投票してよいかわからず困惑しました。結局、「あの人が良さそうだ、いや、この人が良いらしい」というような園内の評判を聞いて投票したように記憶しています。

進駐軍から配布されたララ物資（戦後、米国のアジア救援公認団体が日本で配布した食料品や医薬品、日用品などの援助物資）も、男女平等に分けてもらえたと思っています。毛布、ジャンパー、食料品、特に粉ミルクは役に立ちました。戦時中の食料不足で栄養失調だった私たちには、本当に有難いものでした。終戦を挟んだ戦前戦後の保養園の生活は、衣食住すべてに事欠き、よその人から見れば話にならないほど不自由で窮屈で、貧しい生活だったかもしれません。しかし子供のころから保養園で育った私は、毎日の生活はこんなものだと思っていました。余計なことを考える余地はありませんでした。

成人してからは軽症寮に移りました。軽症寮は三十畳ほどの大部屋におよそ十人が雑居しており、それぞれの部屋に親方が一人いて、その親方の代表（総代）が二田さんという人でした。親方は総代の二田さんの、私たちは親方の言うことを聞かなければなりませんでした（親方制度）。大部屋の生活は窮屈なもので、いま思い出しても息苦しくなります。

昭和三十年ごろまで、患者が保養園を維持するためのさまざまな仕事をする患者作業というものがありました。それぞれの患者が、割り当てられた作業をしないと園の療養生活が機能しないような仕組みになっていました。働ける患者はすべて何らかの仕事を割り当てられて、半ば強制的に働かされていました。患者の誰がどういう仕事をするかは親方が決めており、決められた仕事を拒否することはできませんでした。みんなが親方の言うことに従っていました。

私も戦前戦後を通じて患者作業をしました。看護、掃除、洗濯、裁縫など、言われた仕事は何でもしましたが、夜中の二時から始める包帯洗いは大変でした。特に、冬の寒い夜中に凍るような水を使って包帯を洗うのは辛い仕事でした。

雪踏み、雪かきなどは男の仕事でした。簡単に雪踏み、雪かきと言いますが、昔は今よりもっと寒さが厳しく、防寒具も貧しいものしかありませんでした。その上、ハンセン病の患者は手足の知覚が麻痺していますから、凍る冷たさを冷たいと感じないので、そのために凍傷になって足や手の指を失ってしまった人もいました。指がなくなった人の生活は不自由なもので、見ていて本当に気の毒でした。

調理は、軽症寮の大部屋では食材があれば、それぞれ自分ですることになっていました。軽症寮にいる限り、何でも自分のことは自分でするのが決まりでした。

昭和二十八年に全患協（現全療協：全国ハンセン病療養所入所者協議会の前身。国立ハンセン病療養所に入所している患者・回復者によって結成された組織）が作業返還（患者が療養生活に専念するために、それまで患者が担っていた作業を止めたこと。園はそのために職員を補充しなければならなかった）を決議してから、保養園でも少しずつ職員が増えてゆきました。はじめに病棟の重症者の患者看護（軽症の患者が重傷の患者の看護をすること）が職員看護に切り替わりました。それから少しずつ、徐々にすべての分野の患者の作業返還が進みましたが、看護師にしても介護員にしても、ずいぶん後になるまで、年に一人か二人増えるだけで、それほど職員数は増えなかったように思います。

結婚

保養園のなかの生活は不自由でしたが、戦後は好きな人とのお付き合いができるようになりました。結婚するときは、自治会の承諾はいらないが、報告はすることになっていました。仲人を立てて結婚したり、お互いが好意を持って結婚したり、いろいろでした。なかには男女の関係で素行の悪い人もいました。そういうことは普通の世間と同じだと思います。

戦前の古い時代には親方制度が厳しく、親方が、誰と誰が結婚するかを決めていたと聞いています。当時は最初の結婚は本人同士で決めることはできないことになっており、本人が知らないまま結婚させられたことも少なくありませんでした。

私の最初の結婚は二十歳（昭和十九年）のときで、このときは親方が決めました。終戦直前の窮乏していた時代でしたので披露宴などは何もできませんでした。相手の人は結婚後三年で亡くなりました。

戦後、私が二十七歳（昭和二十六年）のときに二度目の結婚を決意しました。そのころの保養園では、二度目の結婚は自由で、親方には縛られませんでした。私たちはお互いに好意を持って結婚を決意したのですが、最初に仲人を頼んだ人に、仲人を務めるには年が若すぎるので遠慮したいと言われて断られてしまいました。仕方なく、日をおいて別の人に頼み込んで仲人を引き受けてもらいました。

この二度目の結婚では、自分が持っていた一番良い晴着を着て披露宴をした後、すぐ入籍しました。そのころは結婚してすぐに入籍することは珍しいことでした。入籍しない人もいましたし、入籍するにしても、普通はだいぶ後になってしていました。

結婚後は、北海道で石炭の仕事をしていた私の実家が援助してくれました。父は働きの良い炭鉱夫で、よく送金してくれました。そのころの炭鉱夫は収入がありました。

夫になった人は秋田県出身で、保養園の外で結婚歴があり、子供（息子）もいる人でしたが、当時、相手の女性とは離婚していました。戦時中は中国に出征していました。戦後、韓国の済州島を経由して昭和二十年に帰国した後、ハンセン病を発病しました。保養園では軍人恩給をもらっていました。入所者自治会（ハンセン病療養所入所者の自治組織）会長をしたこともあり、保養園では影響力のある人でした。ずっと自治会に睨みをきかせていて、数年前に亡くなるまで影響力を持ち続けました。

女の立場

夫も私も子供を作ろうとは思いませんでした。夫は断種手術（子供が生まれないようにハンセン病療養所の入所者に行われていた）を受けていました。

夫は頭が良く、保養園の入所者たちの将来についても、その時々の時代に見合ったビジョンを持っていました。ものごとを決めるときは迷ったりしませんでした。一度決めたことは納得しないと覆しませんでした。私を叩いたりはしませんでしたが、わがままで気が強い人でした。

私も夫に負けないほど気が強く、意見も持っており、どちらかというと外に出ていきたい方でした。しかし夫は、私が外に出ていったり、外に向かって何か言ったりするのを嫌いました。そのため家庭生活を平和に維持するのが大変でした。万事、夫が譲ることはなく、女の私が我慢して何とか持たせました。夫が偉くて、私が仕えるという形でした。夫に嫌われたくない、揉めたくない一心で我慢しました。昭和二十八年、第一次予防法闘争（らい予防法改正・廃止を求めた闘争）のときに全国国立ハンセン病療養所入所者によって結成された全患協ができました。しかし、保養園の女の人は予防法闘争について何も考えず、行動もしませんでした。男が集会を開き、ストライキをしている姿を、見たり聞いたりはしていましたが、女はまったく何もしませんでした。

それまで女が外で行動するという習慣がありませんでしたので、そういうことは男に任せておけばよいと思っていたのだと思います。何にせよ女が行動を起こしたら、男からだけではなく、同性の女からも嫌われた時代でした。まったくの男社会でした。

その後も、女は予防法闘争の政治的意味すら考えず、何も知らないまま時を過ごしました。予防法闘争が敗れたとき、この後、どういうことになるかということに関心すら持ちませんでした。なかには考えていた女の人がいたかもしれませんが、私自身は考えてもどうにもならないように思えて、敢えて考えないことにしました。夫や自分のことで精一杯だと、自分自身に言い聞かせていました。

ずっと後になって夫が入所者自治会役員を引退したころ、私に自治会の役員をしないかという誘いがあったことがあります。時代も変わっていましたし、私も役員をしてみたい気持ちがありましたが、夫が承知しなかったため実現しませんでした。夫は、私が友達と世間話をするのも嫌がる方でしたから、そのころになっても、「女が出しゃばってどうする」という気持ちだったと思います。

そういうわけで、女の私が何か言うと、夫はいつも、「女が何を言うか」とばかりに耳を貸しませんでした。保養園では、家に入ると夫と妻が対等な夫婦も多いのですが、私たちは違いました。家の外でも内でも私は夫に従って支える生活でした。友人たちに弱みを見せたくありませんでしたので、いっさい愚痴はこぼしませんでした。夫が亡くなるまでそういう結婚生活が続きました。迷いがなかったわけではありませんが、二人ともそのまま年をとりました。

夫は、前の奥さんの子供に頼んで、実家がある秋田にお墓を作っていました。ところが、そのお墓に亡くなった前の奥さんのお骨が入ってしまいました。夫が死んだ後はその実家の墓に入るものとばかり思っていたので吃驚しましたが、夫の子供のことも考えて、ことを荒立てるようなことはしませんでした。

過去を振り返れば、夫はハンセン病になったために前の奥さんと離婚しています。奥さんの実家が夫の病気を嫌ったことが離婚の原因だったと聞いていますので、別れた奥さん自身の思いは別にあったような気がします。

しかし夫は亡くなる前に、「離婚した元の妻が入っている墓には入りたくない」と言っていましたので、夫の遺骨は保養園の納骨堂に収めました。私も今さらどこにも行くところがありません。今年、かぞえで八十九歳、来年は九十歳になります。もう充分生きました。死んだら夫と同じ納骨堂に入ります。夫もそう望んでいました。

らい予防法廃止と熊本地裁判決以後

平成八年に、（らい予防法廃止に関する法律が公布されて）らい予防法が廃止されました。テレビや新聞では法律上のことをいろいろ言っていましたが、日常生活は何も変わりませんでした。ハンセン病に対する偏見や差別もこれまでより良くなったという話も聞きませんでした。

実家の人たちも、らい予防法のことなどは関係なかったと思います。予防法を読んだことなどなかったでしょうから、法律については何の知識もなく、何がどうなったのかよく解からなかったのではないかと思っています。

予防法が廃止されてから新しい啓発活動が始まりましたが、そんなに早く何かが変わるはずはありません。みんなが、予防法廃止のときは何もなかった、何も変わらなかったと言っていますが、実際には、さまざまな取り組みが行われていたことは知っていたと思います。

夫も私も、らい予防法違憲国賠訴訟の原告団には加わりませんでした。しかし平成十三年に熊本地裁判決が下りたときは、さっぱりした気持ちになりました。判決の詳しい内容は、後になって徐々に解かってきました。

すでに両親や実家を失ってしまっている私自身には目新しいことは起きませんでしたが、秋田の夫の兄弟が、夫が保養園から退園して実家に帰ってくる（社会復帰）のは困ると言ってきたときはショックでした。熊本地裁判決の解説を新聞で読んで、夫が社会復帰して秋田の実家に帰るかもしれないと懸念したのでしょう。電話をかけてきた夫の弟嫁から、夫の実家の家族が、夫が帰ってくることを怖がっていると聞いたときは本当に情けない気持ちになりました。

夫が実家にどう返事したのか私は知りません。ただ私たち夫婦はもう年をとって身体も不自由になっていましたので、社会復帰は考えてもいませんでした。夫は実家の家族にそう伝えたと思います。

地裁判決が下りた後、補償法が公布されて補償金が手に入りました。夫は傷痍軍人で軍人恩給をもらっていたため、お金には苦労しないで来ましたが、補償金ほどのまとまったお金を一度に手にしたのは初めてでした。そのころ夫の前の妻の息子が家を建て替えるときだったので、夫の分とあわせて二千四百万円を息子にやりました。残りの四百万円は私自身のために残してあります。急にお金が必要になったときに使うようにしていますが、このお金にはとても助かっています。

お金だけでなくハンセン病の啓発活動がさかんに行われたことも良いことでした。ハンセン病は誰でも罹る伝染病で、治療すれば治る病気だということが解かりやすく世間に広まったために、気持ちが軽くなった人は大勢いると思います。

家族

私にとって家族とは、私、夫、夫の別れた妻の子供、私の母が北海道で産んだ弟、そしてもう一人、母が保養園で再婚して生んだ弟です。この保養園で生まれた弟は保養園の保育所で育てられました。ハンセン病は発病せず、保養園から出て（社会復帰）、社会で普通に生活しており、年に一回は会いに来てくれます。この弟は結婚しませんでした。

昔、母が北海道で産んだ弟は、ハンセン病を発病したために結婚していた女性と別れ、その後は独身を通しました。こちらの弟にも子供がおりません。子供でもいれば人生も違ったでしょうが、仕方がないことです。こちらの弟が会いに来てくれると、昔の確執など忘れて、とても懐かしく嬉しく思います。血のつながった者同士の愛情は格別のものがあります。

その他に、私にとっては義理の息子にあたる、夫の別れた元の妻の子供がいます。この子供は結婚して、夫には孫に当たる子供をもうけました。長い間、私にとっての家族とは、私の兄弟までと思っていましたが、年と共に私とは血がつながらないこの夫の孫にも可愛いさを覚えるようになり、愛着を感じています。

たまたま私の実家は、私も含めて三人がハンセン病患者を出しましたが、実家や家族を懐かしく思うことはあっても恥じたことはありません。

病気のために家族が一緒に暮らせなかったことを、今さら、あれこれ言っても仕方がないことです。父母は運が悪かったとしか言いようがありませんが、苦労して、苦労して、きちんと人生を生き抜いたと思っています。世間の人たちがどう思うかは勝手ですが、私は、心のなかの家族を大切に思っています。

療養所に生まれて——父母以外の家族を知らず

語り　S・Kさん

昭和十一年に保養園で生まれた。
父は旭川の人。母は函館の人。
父は六十三歳のとき（昭和五十一年）、保養園で死亡。
母は二十六歳のとき（本人が六歳のとき）、保養園で死亡。
父母の生年月日などは解かっているが、実家や親戚のことは何も解からない。

生まれたころ

私は保養園で生まれたと聞かされています。小さいときの写真を持っていますが、一枚は数えで二歳のときにお母さんに抱かれて撮った写真、三歳か四歳のときの写真が二枚、六歳のときの写真が一枚、七歳が一枚、八歳か九歳のときの写真が一枚あります。裏に覚え書きが書いてあるので、だいたいのことが解かります。どの写真も、私はちゃんとした洋服と帽子を被っていて、母は着物、父は背広を着ています。それらの写真が私の幼いころの唯一の手がかりです。

父が先に発病し、戦後、保養園で治療を受けた後、北海道へ帰って働いていました。母は保養園で私を産んだと聞いています。一歳まで母と一緒にいましたが、その後、保養園付属の保育所に入れられ、母とは別々になりました。保育所に移されたのは、母から私にハンセン病がうつるのを防ぐためでした。母は私が六歳のときに保養園で亡くなりました。二十六歳でした。

北海道で働いていたころの父は、一、二年に一回くらいの割合で私に会うために保養園に来ました。その後、昭和二十八年か二十九年ごろ、ハンセン病を再発して保養園に再入所しました。再入所してからの父は、見た目には元気に過ごしていましたが、しばらくして黄疸や腹水が出て、六十三歳（昭和五十一年）で亡くなりました。膵臓癌でした。

私は十五歳のとき（昭和二十六年ごろ）にハンセン病を発病しました。そのため保育所にいられなくなり、十六歳で保養園の軽症寮に移りました。発病したことで母から引き離されて育ったことが無駄になったような気がしましたが、後になって、軽症ですんだのは保育所で育てられたからだと保養園の医師に言われました。

保育所と学校

一歳になったとき、私は保養園に入所していた母から離されて保養園付属の保育所に移されました。保育所は、今は廃校になっている旧看護学校の辺りにありました。すでに取り壊された旧本館の横です。

その保育所から保養園のなかにあった尋常小学校、高等小学校に通いました。子供たちは、その時々で人数が変わり、七、八人から十五人か十六人くらいいて、全学年が一部屋で勉強していました。戦後の一時期は、中学生は保養園の外にある新城中学校に通いました。

保育所でも学校でも子供たちは大事にされていました。保育所の舎監さんは優しく、学校の先生は熱心に勉強を教えてくれましたが、授業の内容は、多分、普通の学校よりも簡単だったと思っています。

そういう環境だったので、ハンセン病を発病したために保養園に入所しなければならなかった父母の苦労などは何も知らずに育ちました。父は、私が保育所にいたころはもちろん、後で保養園に再入所してからも、家族の話は何もしませんでした。母も何も話してくれませんでした。そのため、私は父母の親戚や実家のことについては何も知りません。

子供のころ

私は昭和十一年生まれですが、物心がついたころの保育所には食べ物がいっぱいあって、子供たちは食べることに不自由しませんでした。ご飯もおかずも充分に足りて、お代わりができました。そのころ保育所の朝昼夕の三度の食事は保育所の職員と大きい子供たちが作っていました。漬物も漬けていました。ただ甘いお菓子類をもらった記憶はありません。カルケットはありましたが、饅頭を食べたことはありません。

戦前は、洋服や下着はつぎはぎを当てたり、人のお下がりをもらったりして、何となくあちこちから出てきたもので間に合わせていました。

しかし昭和十九年ごろから食べ物が不足しました。そのため子供たちも畑に出て、芋、大根、菜っ葉類などの野菜を作りました。主食は麦粉に糠を入れて増やしたものをお粥にして食べていました。またご飯に大根や野菜を入れてお粥にしたりしました。すいとん、うどん、芋なども食べました。ふき、あざみ、きのこ、にら、わらび、ぜんまい、笹筍など、食べられるものは何でも食べました。ときどきカレーライスが出ました。

いつも患者自治会と園とが食べ物のことで交渉していました。そのころ、食べ物で困ったことは、まず第一に量が足りませんでした。お腹がいっぱいになったことがありません。卵を食べたという記憶がありません。もちろん肉などは見たこともなく、鮮魚も食べられませんでした。にしん、ほっけ、ます、いわしなど、塩味の濃い干物類を食べました。味噌はありました。

着るものは、あちらこちらの布地や古い洋服を使い回し、破れた袖などはつぎはぎを当てて繕って着ていました。いつも大人たちが子供たちの着るものに気を使っていたような気がします。

子供のころから歯は磨いていました。歯ブラシと歯磨き粉を保育所からもらいました。石鹸もあり、風呂に入るときや洗濯するときに使いました。ただ洗顔には石鹸を使わせてもらえませんでした。戦争中は石鹸には不自由しましたが、入浴時には使ったように記憶しています。

戦後、進駐軍から食料品や衣類などのララ物資が届けられました。生活全般にわたって極端に品物が不足していた保養園では、ララ物資は本当にありがたいものでした。「山のようなララ物資を見たときは心底ほっとした」と皆が言っていました。大部分は保養園の人たちに分配されましたが、保育所の子供たちもいくらか分けてもらいました。

思春期のころ

初潮の記憶はありませんが、中学生のころに自分で作ったT字帯を使っていた記憶があります。作り方は年長の人に教わり、いつも二、三個持っていました。晒、古い浴衣、メリンスなどを材料にしていました。血が外に出て失敗することが多くて困りましたが、他の人もそうでしたから、あまり気にしませんでした。洗濯は洗濯場でしました。T字帯は隠れて洗って陰干ししました。

晒や脱脂綿は年上の人からもらったりして何とか手に入れることができましたが、油紙を使ったことはありません。第一、油紙というものを見た記憶がありません。そのころ保養園にいる人たちには、園から脱脂綿が支給されていると聞いていましたが、保育所では支給されませんでした。もし保育所の子供たちを気遣ってくれる年長者がいなかったら不自由したと思います。保育所は保養園の付属組織で、保養園そのものとは別組織になっていたため、物品交付の仕方が違っていたのだと思います。

たまに自分のお金があるときに、脱脂綿やその他の品物を売店から買うことができました。ただ、保育所では子供たちにお金を使わせないようにしていたので困りました。多分、お金を持っている子供と、持っていない子供との間に差が出ないようにしていたのだと思います。

十六歳のときにハンセン病を発病して保養園の軽症寮に移りました。保養園に移ってからは、園内作業などで得た自分のお金を持つことができるようになりました。親代わりの女の人がとても可愛がってくれて良く面倒を見てくれたので、私も母親と思って懐きました。

患者作業

保育所から保養園の軽症寮に移った後は、看護、外科の手伝い、掃除、裁縫、髪結い、美容室、パーマなど、さまざまな患者作業をしました。誰が、どういう仕事を、いつまでするかは、各寮の寮長や入所者自治会の役員が決めていて、昭和三十年代初めの作業返還まで続きました。患者作業は、男の方が女よりも重労働で辛い仕事が多かったように思います。

そのころはパーマをあてることは贅沢と思われていて、保養園の女の人のパーマは盆と正月だけしていました。いつごろか忘れましたが、後になって毎日、希望者に順番にするようになりました。

裁縫は、一か月に何枚仕上げるという割り当て制度がありました。園から布地が支給され、丹前、合わせ、浴衣、襦袢など、決められた枚数を縫い上げるのですが、自分の部屋に持って帰って縫ってもよいことになっていました。雑巾や布巾の縫製も枚数の割り当てがありました。縫い上げたら園に差し出すのですが、これは入所者自治会の役員が采配していました。入所者の管理を主な仕事にしていた分館（保養園福祉室）は、じかに顔を出すことはなく自治会が下請けをしていました。

私は仕事をすることは嫌いではありませんでした。好きというわけでもありませんが、仕事をして疲れるとか、仕事が多すぎてこなせないということは滅多にありませんでした。言われた仕事はすべてするようにし、仕事が遅い人を手伝ってやったこともあります。たいした額ではありませんでしたが、仕事をするとお金になりました。お金があれば必要な日用品などを買えますので、そのためにも仕事をしました。

患者作業とは別に、趣味として洋裁と機械編みの編物をしました。機械編みの機械は自分のお金で買い、そのころ保養園に来ていた機械編みの先生に編み方を習いました。毛糸や洋裁の生地は、町の店まで出かけて買いました。漬物も好きで、白菜、大根などが手に入ると漬けました。

園から支給される三度の食事を美味いと思うことは滅多にありませんでした。それでも、お金がかからなかったことや、自分で（私的に）食材を調達できなかったので、難しいことを言わないようにして（我慢して）食べていました。そのため結婚前も結婚した後も、料理は適当にしていました。

ハンセン病の治療

保養園では、子供のハンセン病の治療を優先していました。子供は大事にされていました。私もハンセン病と診断されて保育所から保養園の軽症寮に移った後、優先的に治療をしてもらったと思っています。

まだ保育所にいた昭和二十五年、中学二年生（十五歳）のときに右膝と右足に斑紋が出ました。知覚麻痺もありました。それでも麻疹だと思い込んでいたくらいで、治療は受けませんでした。おそらく、そのころの私は未感染児童扱いだったのではないかと思います。

それから一年経って、中学三年生（十六歳）のときに保育所を出て保養園の軽症寮に移りました。軽症寮はハンセン病の症状が軽い人たちが住むところで、四人から六人一組の大部屋になっていて、その当時は百人くらいが住んでいました。

その後、知覚麻痺が進行し、同時に右肘も痛み出し、ハンセン病由来の神経痛ではないかと周りの人たちから言われました。

ハンセン病と診断されてからすぐプロミンの注射が始まり、その後、ＤＤＳを内服しました。思っていたよりも素早く斑紋が消えたため、運が良かったと思いました。昭和三十年、二十二歳で結婚するころにはハンセン病は治癒して落ち着いていました。

私の左股関節が悪いのは生まれつきで、ハンセン病のためではありません。生まれたときの取り上げ方が悪かったのだろうと言われたことがあります。

結婚

保養園が狭いとか、そのために生活するのが苦しいなどと思ったことはありません。このなかで生まれ、仕事をし、結婚し、今に至っているので、狭いとも思わず生きてきました。ここ（保養園）で充分でした。

終戦後、園に隠れて買い物に出かけていました（無断外出）。洋服、靴、バック、小間物、食べ物などが目当てでした。お金は、作業謝金をためたものを使いました。一か月に一回くらいの間隔で買い物に行っていました。お金がないので、見て歩くだけのこともありました。それでも出かけるのが楽しみでした。隠れてすることは何でも楽しいものです。

住んでいた部屋は狭いし、三度の食事は粗末だし、治療も充分に受けられないときもありましたが、いろいろ楽しみを見つけて何とか毎日を過ごしました。

昭和二十八年の予防法闘争は、私には関係ありませんでした。当時の私はまだほんの子供で、予防法についての知識はまったくありませんでした。関心も持ちませんでした。男の人たちがストライキをしているのは知っていましたが、そういうことは男の人に任せておけば良いと思っていました。「女が口出しすることではない」、などさえも思わず、まったく何も考えていませんでした。

保養園にいた夫とは二十一歳のころに知り合って、お互いに好意を持ちました。間もなく、とりもってくれる人がいて二十二歳のときに結婚しました。昭和三十一年だったと思います。自分が持っている一番良い着物を着て、大部屋でお料理とお茶で披露宴をしました。二人とも初婚でした。

結婚後もしばしば夫と二人で無断外出をしました。歩いたりバスに乗ったりして買い物に行きました。お金があるときは食堂にも入りました。食堂に入るお金がないときはお腹が空きましたが、それでも平気で二人で百貨店を見て歩いたりしました。

夫婦二人の部屋に住んで、掃除をして、洗濯をして、漬物を漬けて、夫の面倒を見て、許される範囲で気楽に生きてきたような気がします。楽しみもありました。自治会や園主催の里帰り旅行には必ず参加しました。そのほか松丘会館での映画や芝居や楽団の演奏なども楽しみで、いつも心待ちにしていました。

結婚後は、年々、少しずつ生活が良くなっていったので、ともかく平和でした。私は家のなかの仕事にかまけて全患協の運動は夫に任せきりでした。夫も、女は家のなかのことをしていればそれで良いと思っていたと思います。

ただ、ときどき大喧嘩をしました。喧嘩の後で本気で別れようと思ったこともありましたが、とう とう別れないまま今も一緒にいます。別れようにも、私は保養園で生まれ育ったので、保養園以外に行きどころがないのです。夫は、私と別れて社会復帰するという手段もあったと思いますが、保養園にとどまって今に至るまで私と暮らしています。

私たち夫婦は、子供を持とうと思ったことは一度もありません。二人がここ（保養園）で自然に生きられれば、それで良いと思っています。夫は断種手術を受けています。死んだあとは二人とも保養園の納骨堂に入ることに決めています。

らい予防法廃止と熊本地裁判決以後

平成八年にらい予防法が廃止になりましたが、その後の日常生活は特に変わったことはありませんでした。それ以前から青森市内への外出は頻繁にしていましたし、県外への旅行も、香川県の大島青松園、鹿児島の星塚恵愛園、岡山県の邑久光明園、長島愛生園、御殿場の駿河療養所、東京の多磨全生園、熊本の菊地恵楓園などへ気軽に出かけていました。交通は、特急電車、寝台車、また近年は新幹線や飛行機なども利用していました。

昔から表立って偏見や差別を受けたという嫌な思いをしたことがなかったので、法律が変わってとりわけ良くなったという実感はありませんでした。予防法がなくなったことで大騒ぎをしている人たちもいましたが、私自身はあまり感激もしませんでした。

私たちは、らい予防法違憲国賠訴訟の原告団には加わりませんでした。原告にならなかったのは夫と二人で話し合って決めたことですが、いま振り返ると、表に立って戦う勇気と決意が足りなかっただけで深い意味はなかったと思っています。

平成十三年に熊本地裁判決がありました。このときも生活そのものはそれほど変わりませんでした。ただハンセン病が怖い病気でないという啓発が行われたことで、私自身、気が楽になりました。

夫も同じように思っているようです。

夫の親戚のハンセン病に対する考え方が変わったかどうかは解かりません。そういう質問をしたこともありません。

私は保養園で生まれたので、まったく社会復帰を考える余地はありませんでした。夫も、そのころ体調を崩していたため療養のことで精一杯で、社会復帰する気持ちはなかったと思います。

その後、補償法が公布されて補償金をもらいましたが、そのお金はとても嬉しく、また、有り難く、これまで心で思っていてもできなかったことに使わせてもらいました。

結婚後、私はまとまったお金が必要なときはいつも夫の家族から援助してもらっていました。いつかお礼をしたいと思っていましたが、その機会がありませんでした。ですから補償金をもらったときは、夫の妹二人、夫の叔父、叔母、夫の従兄や姪などに、これまで援助してもらったお礼と思ってその一部をあげました。これまで尽くしてくれた人たちにお金でお礼をして失礼だとは思いましたが、そうすることで少し気持ちが収まりました。

残ったお金は自分たちのために使っています。夫は囲碁が趣味なので、囲碁のためのパソコンを買ったり、旅行をしたりしています。

保養園で生まれて以来、隔離生活を強要されたことへの補償として受け取った補償金が妥当な額かどうかは解かりません。そういうふうに考えると、自分の一生がこのようになってしまったことへの代償としては少なすぎるような気がするので、お金のことは考えないようにしています。

いま思っていることは、お金があるということは良いことだということです。元気が出て心が自由になりました。家族や友達との交際も、以前より自由な気持ちで楽しんで付き合えるようになりました。

家族

亡くなった父母は、保養園で生まれた私に兄弟姉妹がいるのかどうか、どういう親戚がいるのかなどを、まったく話してくれませんでした。ですから私は父母以外の家族というものを知らずに育ちました。

昔は、私にとっての家族とは、私と夫、そして亡くなった父母の四人でした。六十三歳で保養園で死んだ父は、生きていたときは大事な家族でした。母は、私が子供のころに死んでしまったために思い出らしい思い出が残っていません。そのため家族として考えたことはありません。母のことは写真のなかの記憶だけです。

夫はとても大事です。夫に死なれると困ります。夫の妹が元気でときどき会いに来てくれます。この人も家族だと思っています。この夫の妹には子供がいますが、そこまでは家族とは思いません。

今の私にとって、家族とは、夫と私、そして夫の妹の三人です。保養園で生まれた私には、それ以外の家族を想像することはできません。自分の実家や家族に対する思いを聞かれても、今ここにいる家族が大事な存在だということ以外、私には答えることができません。

「私自身の実家」という発想も私にはありません。夫についても同じで、夫の血のつながった個々の家族がいるということは理解できますが、「夫の実家」となると実感がありません。実家にまつわる思い出がないので感情が湧いてこないのです。

女の立場

私は保養園で生まれて、保養園の保育所で育ち、保養園の学校に通いました。そのために、多分、自分では自覚がありませんが、保養園の気風というものが自分の身体に染みついていると思います。学校は保養園の小学校と中学校を出たので、まわりの人が勉強したほどの勉強らしい勉強をしていないと思っています。保養園の学校では子供は大切にされましたが、教育の内容は一般の学校と比べるとずっと粗末なものではなかったかと思っています。ただ大切にされ、可愛がられて、甘やかされていたように思います。

算数、国語、理科、社会、音楽など、普通の学校で受けるような水準の授業を受けてはいないと思っています。授業の内容が大したことがないことは、子供たち自身がよく解かっていました。途中から転校してきた子供たちは、転校するまで普通の学校にいたせいか、私よりもたくさんの勉強をしていたように感じてきました。

学校を卒業してからもずっと保養園のなかで生きてきました。保養園から外出して買い物などで息抜きをしたことはありますが、保養園の外で生活をしたことはありません。

そんなわけですから、普通の人が理解できる物事が私には理解できないことがあります。自分の家のなかのことや身の回りのことだったら何でも解かりますし、女同士の世間話にも困りません。しかし寮の会議などでまとまった発言をすることは滅多にありません。女だから発言しにくいというのではなく、発言しようという気持ちがないのです。

もっと頭が良くて物事が解かっていたら何か言っているかもしれませんが、学校の勉強もあまりしてませんので、話されている問題の意味が解からないことがあります。そのため何か意見があってもいつも黙って引っ込んでいます。女は引っ込んでいた方が良いと思っているわけではありませんが、無理して出ていく必要もない、周囲の人たちに任せておけば良いと思っているのです。これまで育った環境が、私にそう振る舞うようにしてしまっているのだと思います。

無理しなくても、いつも、だいたい男たちがやってくれました。女が出ていった方がもっと良くなるだろうと思ったことはありません。今までそれでうまくやってこれたので、これまで通りで良いと思っています。

私はどういうわけか大嫌いという人がいません。そういう感情がありません。苦手な人はいますが、それらの人々には挨拶をする程度にして気にしないようにしています。人がどう思おうと私は私だという気持ちなのです。ですから人付き合いで苦労するということがありません。人と争ったりするのは好きではありません。

昔も今も、私は家のなかで漬物を漬けたり、編物をしたり、夫の世話をしたりして寛いで過ごすのが好きです。その一方で、最近は年のせいか夫も私も身体が不自由になり、昔、あれほど夢中になった旅行をする機会が少なくなりました。

このごろは以前とは比べものにならないほど心が自由になり、日々、楽な気持ちで過ごしています。ときには苦労から解き放たれたような気持ちになることもあります。もっと若い時分にこういう気持ちを味わえたら良かったのにと残念に思います。

多分、予防法がなくなったり熊本地裁判決があったりしたために、私がどう思おうと、どんな生活をしていようと、私を取り巻いて吹いている風の向きが良い方に変わったのだと思っています。近ごろはそんなふうに思うようになりました。

強くなくては生きられなかった——子供を持った喜びと苦悩

語り　K・Nさん

昭和十二年四月二十六日生まれ。
北海道出身。
七人きょうだい（兄一人、姉一人、本人、妹三人、弟一人）。

保養園入所まで

私の父はハンセン病を長く患っていて、私が八歳のとき（昭和二十年）に北海道の自宅で亡くなりました。母は父の病気を梅毒だと思っていたようです。父が亡くなってから二年後（昭和二十二年）、私が小学校四年生のときに母が再婚し、二度目の父が家に来ました。

ちょうどそのころ、私の顔が腫れているのを見た担任の先生から、授業が終わったら病院へ行こうと誘われましたが、そのまま家に逃げて帰りました。母と一緒だったら病院へ行ったかもしれませんが、先生と一緒に行くということが不安でした。

それからは学校には行かず、両親から言われるままに一年ほど温泉療法をしました。しかし顔の腫れは少しも良くならず、だんだん傍目にも分かるほど悪くなっていきました。子供だった私には知らされていませんでしたが、早くから母は、「娘さんを、青森の松丘保養園へ連れていくように」と保健所の職員から言われていたそうです。ただ母は、死んだ父の病気を梅毒だと思っていたくらいですから、当初は私の病気をハンセン病だとは思っていなかったようです。

私は病気が悪くなって顔が腫れたときも怖いとは思いませんでした。学校や近所の子供たちに苛められたり辛い思いをしたりした記憶がないのは、いつも兄や姉が庇ってくれていたせいだと思います。

しかし心のなかでは不安でした。母や先生の態度が普通でないことや、住み慣れた北海道から内地（青森）の療養所（松丘保養園）へ行かなくてはならないと言われていることを知ってからは、さらに不安が募りました。そのころには、すでに普通の病気でないことは気付いていましたが、具体的にハンセン病という病気だということまでは解かりませんでした。

その後、病院ではっきりハンセン病と診断され、昭和二十三年（十一歳）に松丘保養園に入ることが決まりました。北海道にはハンセン病の患者が入園できる療養所がなかったため、内地の療養所に入るしかなかったのです。

いよいよ保養園に入所すると決まってからは、まだ子供の私でも、これは只事ではないということに気付きました。

保養園に行くために家を出るとき、「この家にはもう死ぬまで帰れないかもしれないが気を付けて元気でやりなさい」と両親から言われて、頭がズシーンとしました。子供心に、「もう逃げて帰る家はないのだ」と思いました。生まれたての妹を含めて三人の妹がいましたが、母は、「小さい娘がいなければ一緒に死ねるんだが」、「海に入って死のう」などと口走っていました。しかし別れる間際に、「幼い娘たちを放り出して死ぬことはできない」と泣きながら私を送り出しました。

兄や姉は、私が松丘保養園に入ったために死ぬほど辛い思いをしたと思います。実家は北海道、療養所（保養園）は青森と、遠く離れてしまって一緒にいたわけではないので詳しいことは解かりませんが、あのころのハンセン病に対する北海道の世間の目は話にならないほど厳しいものがありました。

保養園へ行くために乗った函館に向かう列車では一般の乗客と接触しないように、義父、保健所の職員（男）、北海道庁の職員二人（男と女）、そして私の五人が専用車両（いわゆるお召列車）に乗せられました。函館から青森へ向かう連絡船に乗りかえるときは、私たちが乗っている車両をそのまま船内に引き入れました。同行した保健所と道庁の人たちは、いつも私が外へ出ないように見張っていましたが、辛く当たられたということはなく、むしろ優しく接してくれました。

到着した青森の港では、車両から降りて桟橋から青森駅の出口まで歩きました。すでに駅の改札口には保養園の車が待機していて、検査室に勤めているという男の人が私を車に乗せてくれました。一緒に来た北海道の人たちとは保養園の入口で別れました。

子供のころ

保養園に到着すると診察室に連れていかれ、裸にされてハンセン病の診察と検査をされました。まだほんの子供でしたので怖いとは思いませんでした。

診察が終わると、診察の前に脱いだ服を着るように言われました。それからすぐ子供舎に連れていかれました。そのころの子供舎は今の第一センターの端の旧図書娯楽室の前にありました。男女別の寮舎に分かれていて、男の子が三人、女の子が十三人いました。

その子供たちがいる寮に連れていかれて、大勢の子供たちのなかに私自分の身を置いたとき、初めて緊張がほぐれ、北海道から背負ってきた悲しみが和らぐような安心感を覚えました。保養園には自分のような子供はいないと思い込んでいたのですが、私と同じような境遇の子供……なかには、北海道から来た小さな子供もいました……がたくさんいるのを見て安堵したのだと思います。

子供舎のすぐ近くに小学校と中学校があり、子供たちは寮母や先生たちとは一緒でしたが、一般の大人たちとは少し距離を置いて生活していました。

そのころは子供だったせいか、保養園での生活を、怖いとか恐ろしいとか思ったことはありません。

寮母は優しい人で、まわりの大人たちは、男の子も女の子も平等に可愛がっていました。園の職員も子供たちを大事に扱ってくれました。何よりも同じ年ごろの子供たち同士が仲良くやっていました。子供たちの心のなかには、いつも、何をもっても、拭いきれない孤独感があったと思いますが、毎日の生活それ自体は何事もなく無事に過ごしていました。

ただ食べ物には不自由しました。私の実家は金持ちではありませんでしたが、家では人並みの食事をしていました。ところが保養園の朝、昼、夕の三度の食事は、とても人間が食べるものとは思えないようなものばかりでした。いくら子供でも、美味しいか、まずいかは解かります。しかし他に食べるものがありませんでしたし、お腹も空きますから、食べることは食べました。他の子供たちも同じ気持ちだったと思います。みんな空腹には勝てず、不平を言わずに食べていましたが、慣れるまで時間がかかりました。わがままは言えませんでした。

ときどき北海道の母が食物や着物を送ってくれました。また、お金（ハンセン病療養所内だけで通用する園内通貨はすでに廃止されていた）を送ってくれることもありました。母が送ってくれたものは、途中で人に盗られたり、なくなったりしたことはなく、幼い子供だった私の手元にちゃんと届きました。子供のものが盗まれるようなことは滅多にありませんでした。

入園した初めのころはお菓子の配給はなく、甘いものなどは食べられませんでしたが、昭和二十五年ころから饅頭のようなお菓子が一週間に一回くらいの割合でもらえるようになりました。このおやつを大人ももらっていたという話は聞いたことがありません。子供たちだけに出していたようです。

昭和二十五年か二十六年に初潮があり、誰に教えられるでもなく脱脂綿を使いました。生理用の下着は、実家の母から送ってもらいました。脱脂綿は、園から支給されたもので足りないときは園内にあった売店で買いました。すでに昭和二十四年ごろから、保養園の入所者全員に一か月に二百円ほどの給与金が支給されるようになっていました。そのころの二百円は結構なお金で、慎ましくすれば、歯磨き粉、歯ブラシ、石鹸、ちり紙、お菓子など、いろいろな日用品を買うことができました。

家族が二、三年に一回くらいの割合で面会に来てくれました。時折、母も来ましたが、小さかった妹たちの世話で忙しかったせいか、なかなか会うことはできませんでした。

いま思うと母は苦労していたと思います。何人子供がいても、手放した子供を忘れる親はいません。母が保養園に入れた私のことをどれほど不憫に思っていたのかを考えると心が痛くなります。

それでも子供だった私は、北海道の家や家族がどんなふうになっているかということを考えたりはしませんでした。遊んだり、勉強したり、ご飯を食べたり、そうした毎日を過ごすことで手一杯で、余計なことを考えたりする暇はありませんでした。

なかなか来てくれない母に会いたくて寂しさが募ったときもありましたが、母を思って泣きながら眠ったという記憶はありません。

ハンセン病の治療

保養園に入所して一年ほど経った昭和二十四年（十二歳）からハンセン病の治療を受けました。私はプロミンの注射はせず、はじめからＤＤＳを内服しました。園の方針で子供たちの治療が優先的に行われていたのは幸運だったと思います。

子供時代は病気のことを怖いとは思っていませんでした。それでも、薬を投与され、顔の腫れや歪みが治ってきたときは、嬉しくて気持ちが晴れ晴れとしました。しかし、それから長期にわたってＤＤＳを内服しなくてはなりませんでした。

大人になるにつれてハンセン病が治りにくい病気で、治っても油断をすると再発することがあるということが解かってくると、穏やかな気持ちでいられないときもありました。またハンセン病の薬を飲んでいると、皮膚が腫れて熱が出たり（ＥＮＬ熱こぶ）、末梢神経障害を起こして神経が痛んだり、視力が低下するなど、いろいろな副作用や後遺症が起こることがあります。保養園のなかでそういう病状を持った人を目のあたりにしていましたから、しっかり治療を受けて病気を治さなくてはならないという気持ちがある一方、いつも私にも何が起こるか解からないという不安感がありました。

自分の顔が崩れたり目が見えなくなったりすることは、想像するだけで苦しく、辛いことでした。

いつもそうならないように祈っていました。あれから七十年近く経ち、平穏に暮らしている今でも、油断すると後遺症が悪化するのではないかと不意に心配になることがあります。

新良田高校への進学を断念

小学校四年生（十一歳）のときに入所したので、それから六年までの三年間、そして、中学校三年間は保養園の学校に通いました。そのころ、先生たちや友達と一緒に撮った写真は今でも大切にしています。学校で一緒だった人は、今がどう変わっていても気心が知れた友達だと思っています。

勉強は嫌いではありませんでしたが成績は普通でした。病気が悪化することが心配だったので頑張りすぎないようにしていました。当時は終戦まもない時代で、プロミンやＤＤＳによるハンセン病の化学療法は始まったばかりでしたから、薬の治療効果を当てにしない方が良いと思っていました。ハンセン病は不治の病だと思って身体を大事にするように心がけていました。

そのころ、第一次らい予防法闘争が始まり、大人たちは集会を開いたりストライキをしたりしていました。私は子供だったので、そんなこととは関わりなく、それまでと変わらない毎日を送っていましたが、いま考えると大変な時代だったと思います。

そういう時代だったせいか、学校の先生方は子供たちを厳しく教育するというよりは、ほどほどの勉強ができればそれで良いと考えていた節があります。そのため教室では男の子も女の子も大切にされましたが、甘やかされていました。

私たちが中学校を卒業した年は、まだ私たちを受け入れてくれる高校はありませんでした。卒業して二年後に新良田高校（ハンセン病を患った子供たちのための高校。岡山県長島の長島愛生園にあった）が開校しました。進学するかどうか、学校の先生に聞かれましたが、自信がなかったので行きませんでした。

とにかく勉強できる環境で勉強したいという思いがありませんでしたし、自分自身が進んで勉強した、努力した、という思いもありませんでした。また見ず知らずの土地に行って、病気が再発したらどうしようという不安もありました。何よりも中学を卒業してから二年も経っていましたので、また勉強するという気持ちになれませんでした。

女だから進学しなかったというのではありません。事実、私より数年後輩の女の子が何人も新良田高校に進学しています。私が進学しなかったのは、勉強にしても自分の健康にしても、気持ちがぐらぐらして自信と気力がなかったからです。

保養園で初めて新良田高校に進学したのは男子でした。しかし男子が先に行くべきで、女子は後回しにすべきだと考えられていたわけではありません。保養園中が、男子が一番乗りで進学して当然だと受け止めてはいましたが、男でも女でも勉強をしたい子供には平等に機会が与えられていました。女子が先に高校へ進学しても異論を唱える人はいなかったと思います。

ただその一方で、ハンセン病を患っている女の子が今さら勉強してどうするのかという風潮があったことも事実です。昭和二十四、五年ごろの保養園の殆どの女の子は、新しく始まったハンセン病の治療に対する期待と不安を胸に、日々をどう過ごすかで精一杯で、高校進学を考える余裕はなかったと思います。

患者作業と無断外出

成人したころに受け持っていた園内作業は難しいものではありませんでしたが、いつも山ほどの仕事を抱えていました。毎日が忙しく、考え事をする暇はありませんでした。

まず縫工部（縫い物）で五年間働きました。縫工部では十数人の部員が、着物、浴衣、下着、足袋、手袋など、入所者全員の衣類や小物の繕いものをしていました。私はミシン縫いができたので手縫いはしないですみました。手の指の知覚が鈍い人は、手縫いの仕事で指を痛めることがあり、ミシン縫いができればそれにこしたことはありませんでした。

再生包帯の仕事もしました。一度使った包帯を洗濯してもう一度使えるようにするのですが、膿や血に塗れた悪臭のある包帯を洗って、干して、捲きなおす作業を、毎日、毎日、繰り返しました。石鹸が限られていましたので洗濯は大変でした。しかし私自身は辛い仕事だと思ったことはありません。

病棟に入院している患者の看護もしました。重症者の看護は重労働でしたが、私は重症者の担当には回されませんでした。多分、私が小柄で細身だったため重症者の看護は無理だと判断されたのだと思います。

いつも山ほどの仕事を突き付けられながら、その合間に自分自身も病気のための薬を内服し、また三度の食事、入浴、洗面などもしなくてはなりません。それらが短い時間で区切られていたので、毎日、気忙しく時間に追われて孤独感を感じている暇はありませんでした。

まずい食べ物でも全部食べる、そしてできるだけ長く眠る、そうしないと健康を維持できないという切羽詰まった思いがありました。

その一方で、息抜きのためにこっそり保養園の外へ出かける（無断外出）ときに使う小遣いが必要でした。ただし働かないとお金が手に入りません。賃金が安いので、相当量の仕事をこなさないとまとまったお金を手にすることができませんでしたから、せっせと働きました。

ただ、いつも頭の隅に、働き過ぎたりハメを外したりすると病気が騒ぐのではないかという怖さはありました。しかしその日の楽しみの方が大事で、突き詰めて考えることはしませんでした。若かったのだと思います。

若い者同士、みんながそれぞれ親密な交流があって、結構楽しくやっていました。保養園の外にある映画館に見たい映画がかかると友達を誘って見に行きました。無断外出でしたが、そんなことなど気にもしませんでした。昭和二十八年ごろの映画館の入場料は三百円くらいで、お金がないときは料金を支払って入場する正面入口から入らず、別の入口から映画館に忍び込んだこともありました。もちろん入場料は払いませんでした。

何回も無断外出しましたが、咎められたことはありませんでした。そのころ映画館へは気軽に行きましたが、食堂には気おくれしてなかなか入る勇気がありませんでした。しかし、男の人のなかには飲み屋で酒をのんでいる人もいました。

毎日が忙しかったものの厳しい規則に縛られていたわけではなく、それほど辛いとは思いませんでした。孤独ではありませんでしたが、ただ、いつも寂しい思いをしていました。心の隅に寂しさがこびりついていました。けれど、寂しいと言ってもどうにかなるものでもありません。寂しさを抱えながら忙しくその日一日をやり過ごす、そういう毎日でした。

ただ寂しさを較べてみると、あのころより今の方がもっと寂しいと思います。当時の保養園にはたくさんの人（七百人から八百人くらい）が溢れるほどいて、どこもここも、ざわざわした生活の音が聞こえていました。

今は、みんな年をとって人が少なくなって、園のなかは静まりかえっているような気がします。通りを歩いている人もあまりいません。私自身が年をとったせいかもしれませんが、若いころとは別の孤独感を身に染みて感じています。

結婚

子供のころから作文が好きでした。いつだったか覚えていませんが、私の書いた文章が保養園の機関紙「甲田の裾」に掲載されました。それから保養園の文芸グループに誘われ、一か月に一回、書いたものを皆で批評しあって、良いものを「甲田の裾」に載せました。

当時、夫は或るハンセン病療養所の機関紙の編集員をしていました。「甲田の裾」がその療養所に届くたびに私が書いた文章を読んでいたらしく、たびたび手紙をくれるようになり、しばらくすると保養園まで遊びに来るようになりました。

そうした付き合いが続いたあと、結婚を申し込まれました。幸い私の世話をしてくれていた人も私たちの結婚に反対しませんでしたので、昭和三十八年に簡単な結婚式をして世帯を持ちました。そのころには夫はそれまでいた療養所から保養園へ転入所していました。

その昔の保養園では入所者の結婚にはいろいろな制約があったようですが、私たちのころは本人同士の希望が大事にされるようになっていました。結婚式も、私服で簡単に済ますものから、自分が持っている一番良い着物、あるいは角隠しの花嫁衣装を借りるなど、さまざまな形でするようになりました。ただ園内の人々へのお披露目は大事で、誰もが図書娯楽室や公民館などに人を呼んで披露宴をしていました。

普通、独身者は一部屋に四人の雑居をしていましたが、既婚者は四畳半一部屋の夫婦舎を使うことができました。狭い部屋でしたが、二人だけの家庭、二人だけの生活を持てるようになっていました。

私たちも結婚後は夫婦舎に移りました。家のなかでは夫と私は対等でした。

ハンセン病を患うと、むりやり療養所に隔離された挙句、将来がまったく見えない長く苦しい療養生活を強いられます。そのため何でもよいから生きがいを持たないと、無味乾燥な空しい日々が続いて虚無的になりがちです。そのためもあって、どの療養所も何らかの信仰を持つこと、作文、書道、絵画などの文芸や、茶道、華道などの芸事、あるいは園芸や和裁、編物などの趣味を持つことを奨励しました。

若いころの夫は絵を描くことが趣味でしたが、保養園へ移ってからは文章を書くことが生きがいになりました。凝り性で、部屋に閉じこもって幾つもの文献を調べて丁寧に書くため、一つを仕上げるのに大層な時間がかかりました。

夫の代表作になった著書を出版したときは大変でした。原稿を書くための準備はもちろん、校正や出版社との交渉などで何年もかかりました。夫は目は良く見えたので、書くこと自体は苦になりませんでしたが、手の指の知覚麻痺や筋萎縮があったため、いろいろな細かい手作業には苦労したと思います。亡くなる数年前はパソコンを使っていました。

その夫も数年前に亡くなり、八王子にある実家のお墓に入っています。夫の妹が、「これまで家族がばらばらになっていたんだからお墓くらいは一緒に入ろう。貴方も一緒に入ろう」と言ってくれました。亡くなった夫もそうして欲しいと思っていると思いますので、私も死んだら夫が入っている墓に入らせてもらおうと思っています。

女の立場

私は昭和三十八年ごろから、しばらく保養園の入所者自治会の書記をしていました。書記というのは、会議の議事録をタイプしたり、書類を整理したりするのが仕事で、おおむね女性が担当していました。当時は、私も含めて三人の書記がいました。ただ、書記には会議での発言権はありませんでした。

書記に限らず、女たち全体に社会的な発言権はありませんでした。女は人前で何か言ったりしないで、家庭にいて家事をしていればよい、女に向いた縫工や看護や園芸などの作業をしていればよい、陰で男に尽くしていればよい、という考えが保養園の隅々に根を張っていました。それが常識なのだという暗黙の了解がありました。

最近はみんな年をとったせいか、また、むしろ男より女の方が長生きをしているせいか、女も男に負けないで発言するようになりましたが、それでも大したことはありません。

今でもまだまだ男からの嫌味や女同士の陰口に負けないで女が意見を言うのは、とても気力が要ります。保養園のなかは世間が狭いので、広い視野をもって意見を言える女は多くはいません。また殆どの女の人は自分の思いを説明することが苦手で、解かりやすく説明することができないため、大切な意見でもつまらない話のように受け取られてしまうのです。年をとって口が重くなっているせいもあります。

女の発言を軽く扱わず、どんな発言でも、その内容をよく考えて真剣に受け止めるべきだと思いますが、なかなかそうなりません。昔も今も、「女は黙っていればそれでよい」、「女の発言は大したことはない」という偏見を被せて女たちを軽んじてきたことは、女の意見、女の立場を認めなかったというだけでなく、女が入所者の半分を占めている保養園そのものの勢力を削ぐ結果を招いていると思います。

出産と子供の成長

私が信頼できる人はみんな亡くなりました。教会関係の付き合いはありますし、日々の話し相手もいますが、本当の友達といえる人はもういません。友人と思って気を許して付き合った人に裏切られたこともあります。何度もそういう目にあってきました。そのため、今では私が産んだ息子のことを心おきなく話せる相手はおりません。隠しているわけではありませんが、息子の存在を話す機会が少なくなりました。

息子は保養園で生まれました。夫は断種をしていませんでした。妊娠したとき、私は産みたいとは思いませんでした。しかし夫が子供を欲しがりました。それで、当時保養園に勤めていた女医さんに相談したところ、「保養園では中絶できない。外の医院に行って中絶しなさい」と言われました。何という言い方だろうと思いました。そのせいもあって、かえって中絶するという気持ちにはなりませんでした。

しばらくしてカトリック教会に相談に行きました。すると神父様が、「全部面倒を見るから産みなさい」と言ってくれました。カトリック教会内部で話し合った結果、子供を死なせるわけにはいかないということになったのではないかと思っています。夫はそういう結論になった顛末をすべて承知していたようでした。

ただ、やはり私の心の隅に子供を産みたい気持ちがあったのだろうと思います。「頑張って産む」というはっきりした決意があったわけではないのですが、結局、産むことにしました。

お腹が大きくなるにつれて、保養園の人々の視線を感じて気持ちが落ち着きませんでした。みんなから離れて生活することは不可能です。仕事でも、食事でも、風呂でも、いつもみんなと一緒で、夫と二人だけでいられる時間はほんの僅かです。産むまでの毎日が大変でした。

昭和三十九年に男の子が産まれました。園内で育てるとハンセン病に感染する危険があったので、子供が生まれるとすぐ保養園の世話で青森市内の乳児院に預けました。面会は、私が乳児院へ行ったり、乳児院からも園の面会所に息子を連れてきてくれたりして、一か月に二、三回会えることもありました。

その後、ハンセン病患者の家族援護資金を使わせてもらって、或る施設に引き取ってもらいました。このころは、私が一週間に一回くらいの割合で面会に行きました。

そのころはもうただ夢中でした。働いて、息子に会いに行って、働いて、また会いに行っての繰返しでした。子供を産んでから十年間ほどは、他のことを考えている暇はありませんでした。疲労が重なってリウマチを患いましたが、ハンセン病は再発しませんでした。もしハンセン病を再発していたら外出は許可されなかったと思います。

当時の園長先生が、子供を育てるためにいろいろ便宜を図ってくれたことに今でも深く感謝しています。ただ息子が赤ん坊のころも、それ以後も、「産んで良かった」と心底から喜ぶことはできませんでした。可愛くて仕方がありませんでしたが、こんな環境で生まれたために母である私自身が育てられないことから、申し訳ない、可哀そうだという気持ちと、訳が解からない混乱した気持ちが重なって、いつもくよくよしていました。

息子は施設から普通の小学校、中学校に通い、その後は高校に併設された専門学校に進学しました。そのころ息子に小遣いを少し持たせるようにしていましたが、息子を預かってもらっていた施設からあまり持たせてくれるなと言われたので慎しみました。カトリック教会に来ていた青森県警の本部長さんが子供の面倒をよく見てくれました。親切な人でした。

小学校、中学校、高等学校へと進学するにつれて、事情を知っている学校や地域の人々と揉めなかったはずはありません。何とか学業を続け、また卒業できたのは、恐らく保養園の園長先生や県警の本部長さんがいろいろ必要な手を打ってくれていたためだろうと思っています。そういう皆さんに守られて普通学校で教育を受けられたのは本当に幸運でした。

息子は、高校生になったとき、「生まれて良かった、産んでくれてありがとう」と言ってくれました。でも本当は、親の病気がどうとか、両親の境遇がどうとか、つまらないことを考える余裕もないほど大変なストレスを抱えていたのではないかと思います。

いつも心の隅に、苦労をかけてすまない、これからも苦労をかけ続けるのではないか、という気持ちがあります。息子のことを思うと心配で胸が張り裂けそうになります。

夫もまた、息子が生まれてからずっと自分が育てられないことを悔やんでいたと思います。夫がハンセン病を再発したときは、息子に面会できないことも重なってすっかり気落ちしてしまい、気の毒でした。

高校を卒業後、息子はいま勤めている会社に就職しました。その後、結婚し、子供にも恵まれたのですが、訳があって離婚しました。息子は、離婚の理由を、「僕自身の落ち度だ」と言っています。私も、息子の離婚の理由が私たち両親の病気が原因ではないことを知っています。苦労をして育てた息子ですから、幸せになってもらいたいと思っていましたが、嫁や子供に去られて一人で生活しているることを思うと可哀そうになります。しかし、人間、最期は誰でも独りになるのですから、今さら煩らわしいことは言わないようにしています。

息子がいなかったらとても寂しい人生になっただろうと思いますが、今でも「産んで良かった」と心から思ったことはありません。

以前、夫は全患協新聞（現全療協新聞。全国ハンセン病療養所入所者協議会の機関新聞）に「子供を産んで良かった」という記事を書きましたが、息子を得た喜びは大きかったが、それに付随して苦労もあったという内容になっていました。

隣はみんな他人

どのハンセン病療養所も同じだと思いますが、保養園は狭くて窮屈です。ほんの子供のころはそれほどは思いませんでしたが、大人になってからは、周りにいる人はみんな他人だと思うようになりました。

結婚するまでは四人が同室する雑居部屋に住んでいました。他人同士が狭い部屋に同居するのですからプライバシーなどを言っても始まりません。眠っているときも目覚めているときも、周りにはいつも他人しかいない、他人同士が隣り合って詰め込まれて生活していると思っていました。

夫婦だって他人です。親しい異性の他人同士が一緒に生活しているのです。子供同士でさえ、他人同士だということをはっきり知っていない子供はいないと思います。子供のころからどうやって生きていくのかを学んで、だんだん利口になっていくのだと思います。

話をするときはいつも、言って良いことと悪いことがあり、本音というものを出せません。どこかにお互いに信用していない部分があって、微妙な話はしないようにしてきました。保養園に住むことを怖いと思ったことはありませんが、いつも、「ここに居づらい」、「ここに居ることが苦しい」と思っていました。

戦後、私はハンセン病の治療がうまく行って、素早くハンセン病の菌検査（皮下にらい菌が存在するか否かを調べる検査）が陰性になったため、外出も、子供との面会も、ほとんどクレームがつきませんでしたが、もし菌検査が陽性だったら外出はできなかったと思います。

私はたまたま幸運で、比較的自由に園の外に出ることができましたが、実のところ、外出したくても外出させてもらえなかった人たちがいたことは確かです。他の人に比べると私は自由でしたが、それでも保養園は窮屈でした。もっと別なところに行ってみたい、北海道の家にも帰ってみたいと思っていました。

しかし、子供を産んだ後は、人に育ててもらっていたものの、子供のことを思う気持ちでいっぱいになり、かえって保養園に釘づけになってしまいました。人生というのは、何かを得ると何かを失うというようにできているのだと思いました。

でもこの病気にさえならなければ、こんな苦労をしないでもっと広い世界で違う人生を生きられたかもしれない、家族と一緒に普通の暖かい人生を送れたかもしれないと思うことがあります。

家族

私は自分が産んだ子供を愛しています。子供を一番愛しているとは言いませんが、常に気になる存在です。たった一人、私の血を引いた子供ですから、生まれてからはハンセン病に感染しないように気を遣いました。親が病気だから子供が同じ病気になったと言われたくありませんでした。

その次に愛していたのは亡くなった夫です。夫は社交性がない内向的な性格でしたが、誰よりも私を理解してくれました。私も夫のことはよく解かっていたつもりです。夫を悪く言う人がいて悔しい思いをしたことが度々ありましたが、そういう人たちに対して、私は、私と夫の人格は別だという気持ちで、決して争わないようにしてきました。争わず、ただし、私自身の面目をかけて夫を非難する人たちを無視することにしていました。そうすることで夫と私自身を守りました。

貧しかった昔も、そして今も、親戚の世話にはなりませんでした。よく保養園の人は、親戚が大事だと言います。しかし私には親戚らしい親戚がいなかったため親戚を当てにできませんでしたので、そういう気持ちはありません。

子供のころは亡くなった母の世話になりましたが、結婚してからは夫と二人で生きてきました。どんなに辛くても夫と二人で、自分たちのお金だけで精一杯頑張って生きてきました。私と同じハンセン病に罹った実の姉が保養園に入所していますが、姉に余計な面倒をかけたくなかったので密接な付き合いはしないようにしています。

ハンセン病とは関係なくいられた他の六人の兄弟姉妹は、今でも保養園にやってきてくれますが、私は彼らの家に行きたいとは思いませんし、行ったこともありません。もし訪ねていったら、私の顔には後遺症がありますので、ご近所の手前、迷惑をかけると思います。それで軽い付き合い以上の付き合いはしないようにしています。甥や姪との付き合いはありません。

強くなければ生きられない、強くなければ子供も育てられないと思ってきました。子供と夫と私と三人で必死に生きてきたと思っています。その夫も数年前に癌を患って亡くなりました。

親戚とは別に親しい友人が何人かいますが、この人たちは、保養園で私が生きていく上で大事な存在です。人は一人で孤独に生きることは難しい。これらの友人たちとの日々の付き合いは、私にとって大切なものです。

昔のことですが、ハンセン病患者を出した家はまるで穢れているように扱われ、その家の人たちは血統家族などと言われたりしました。でも私自身は、私が生まれ育った家は普通のまともな家庭で、私の家族もちゃんとした人たちだという誇りを失ったことはありません。

家族は、父や私たち姉妹がハンセン病になったことで地域の人々から偏見や差別を受け、辛く苦しい思いをしたに違いありません。私は家族とは遠く離れてしまいましたので、細々した具体的な思いまでは解かりませんが、しかし負けてばかりではなかったと信じています。妹たちは時折訪ねてきますが、差別を受けて辛かったという昔の話は一切しません。

らい予防法廃止と熊本地裁判決以後

平成八年にらい予防法が廃止されたとき、世間の反応は鈍かったと言われていますが、それは少し違うと思います。街に出ていくと、顔見知り程度の人が、「予防法が廃止になって良かったね」と言ってくれました。兄弟姉妹も、「良かったね」と喜んでくれました。

ただ肝心の息子は、私を刺激しないようにしていたのかもしれませんが、殆ど反応がありませんんでした。あるいは、息子には余計な刺激を与えないように、心配かけないようにと、ハンセン病の歴史や私たちが置かれていた苦しい状況などを教えていませんでしたので、予防法がなくなってもどうという思いがなかったのかもしれません。

予防法が廃止されても偏見や差別がなくなるとは思いませんでしたが、これから私たちに良い風が吹いてくるかもしれないという期待はありました。

平成十三年のらい予防法国賠訴訟事件では、私は予防法があったために私自身と私の家族とがどんなに辛く苦しい思いをしたかを考え、強い気持ちで原告として裁判に参加しました。夫は予防法があったために助けられたこともあったらしく、原告として立つことはできないという考えでした。このことは夫婦二人でよく相談して決めたことで、後で後悔したことは一度もありません。

熊本地裁判決が下りたときは心の底のしこりが取り払われて気持ちが楽になりました。買い物に行っても、「私はハンセン病だった」という気兼ねがなくなりました。それまで遠慮していたレストランなどにも入れるようになりました。

しかし息子と家族は、熊本地裁判決には殆ど反応しませんでした。特に息子は、らい予防法廃止のときと同様に、ハンセン病というものについて関心がないかのような素振りをしていました。しかし本当はよく解かっていたのだと思います。ただ口に出して言わなかっただけだと思っています。言ってしまえば、ハンセン病という病気に囚われないように配慮して育てた私たち夫婦のこれまでの気遣いを無駄にするような思いがあったのではないかと思っています。後になって、「お母さん、よく子供を産んだな」と言われたときは思わず目頭が熱くなりました。

補償法が公布されて、私たちのすべて、今ハンセン病療養所に入所している人、社会復帰した人、すでに亡くなった人などに補償金が支払われました。一生を療養所に閉じ込められた補償として考えると、多いのか少ないのか今もって解かりませんが、そのお金はありがたいものでした。

夫はそのお金を使って本を出版したり、パソコンや車を買ったり、写真をしたり、それまでできなかった事ができるようになったことを素直に喜んでいました。息子にはお金を遺りませんでした。そういうお金は渡さない方が息子のためになると思っていたのだろうと思います。

私は、そのお金は殆ど使わずに貯金しています。私も息子にはお金を遺っていません。若いのに、自分で働いて得た以外の大金を手にするのは良いこととは思えなかったからです。

補償金が入ってから、それまで訪ねてきたことがなかった大勢の人たちが保養園を訪ねてくるようになりました。それまで静かだった保養園がいっぺんに賑やかになりました。

お金の力は凄いと思いました。保養園に入所している人たち自身も変わりました。お金を持った心がそうさせるのか、少しずつお互いを労わる優しさや助け合う心を失ったように思います。

男も女も平等に補償金を受け取りましたので、二人で一単位の夫婦は、夫と妻にそれぞれ一人分ずつ、併せて二人分のお金が支払われました。

昔から保養園では、「夫婦でも財布は別」という習慣があります。その習慣に従って、補償金が支払われたときも、夫は夫に支払われた分を、妻は妻に支払われた分を、それぞれが独自に使った夫婦が多いと思います。それぞれの実家にいる兄弟、息子や娘、甥や姪に遣ったという話なども聞いています。お金の力は凄いと言いましたが、だからといって男と女の置かれた立ち位置は変わりませんでした。あれだけのお金を男と同じく女も手にしたのですから、女性の立場がもっと強くなるかもしれないと思いましたが、そうはなりませんでした。お金を持ったからといって変わりえないものもあるのだと思いました。

しかしよく考えると、保養園のなかの女たちの社会的な立場が思ったより変わらなかったにしても、個々の女たちは以前より強く、また、賢くなりました。女たちも、相続人、贈与、遺産、遺言書、後見人などという言葉の意味を理解するようになりましたし、親戚や、療養所の外の知人との付き合い方も学びました。少しずつですが社会性を身につけていると思います。

ただ、すべての現象を、お金を中心にして考えるのは間違っていると思います。

昔は息の根も止めるくらいの勢いで、ハンセン病は怖い、恐ろしい伝染病だと喧伝していました。そのために患者とその家族は、家を追い出されたり、石を投げられたり、学校に行けなくなったり、逃げ場を失って一家心中したりする家族さえいました。

ところが最近のパンフレットなどによる啓発の文章を見ると、昔とはまったく違う内容で、ハンセン病は誰でも感染する機会があるが、発病しにくく、もし発病しても治療すれば治る病気だと書いています。世間の人たちがそういうパンフレットにどのくらい関心を持ったかは解かりません。でも少なくともハンセン病に罹った家族を持った人々は安堵の胸をなでおろしていると思います。私の兄弟は、簡単に「良かったね」とだけ言っていますが、その「良かったね」という言葉には、とても複雑で大きな意味が込められていると思っています。

ハンセン病に罹ってとっくに亡くなってしまった人たちの家族にも補償金が支払われたのは当然だと思います。患者の家族だというだけで、血統家族などと言われて苛められ辱められた人たちに、もし何の賠償もしなかったら筋が通らないと思います。

偏見や差別がまったくなくなるとは思いませんが、ハンセン病が移りにくい感染症で、治療すれば治るという医学的な啓発は、これからもずっと続けてほしいと思います。

信仰に導かれて――祝福されなかった結婚と社会復帰

語り 神子澤悦子さん

昭和九年生まれ。
青森県出身。
昭和二十九年に保養園に入所した。
三人兄妹（兄二人、本人）だが、上の兄は戦死した。

保養園へ入所したころ

母は父の二番目の妻でした。父は私が小学校二年生のときに脳卒中で口と右半身が不自由になりました。父が六十四歳で亡くなったとき、母は四十八歳でした。

母は韓国で看護師をしたこともある日赤の看護婦でした。父が亡くなってからは助産婦もしていて八十八歳まで生きました。母は優しい人で周りの人から尊敬されていました。保養園に入ってからも、母が生きていたころは、時々会って沢山のことを教えてもらいました。

私は保養園に入る前は健康だったので普通の生活をしていました。中学校を卒業後、昭和二十九年に高校を二年で中退して、保養園の日本キリスト教団の教会でボランティアを始めました。この年、保養園に入所することになりましたが、いざ入ると決まったときは悲しく苦しい思いをしました。それでも自分の実家や家族に対する誇りは失わず、自分なりの勉強は続けようと思いました。

ちょうどそのころ教会で、後で夫になる人と知り合い、互いに好感を持ってお付き合いをするようになりました。ただその人には妻にあたる女性がいて、結婚するためにはその女性と離婚する必要がありました。保養園に限らず、当時も今もハンセン病療養所ではよほどのことがない限り離婚を認めないという不文律があります。強い決意を持たないと結婚することは困難でした。

昭和三十年、二十二歳のとき、間にたってくれる人がいて、すでに離婚していたその人と結婚しました。ようやく結婚できたという思いでしたが、当初心配していた通り、夫が最初の妻と別れて軽症の私と結婚したことを理由に、皆から後ろ指をさされました。狭い保養園のなかで面と向かっては言わないのですが、あの人からも、この人からも、悪口を言われました。私たちの仲を心よく思っている人など一人もいなかったと思っています。

ただ私は若いころも今も気性が強く、後ろ指をさされたくらいでメソメソする性格ではありません。園内の冷たい空気は感じていましたが、迷わずにわが道を行くことに決めていました。

「我ら四方より悩みを受くれど窮せず、せんかた尽くれど望みを失わず」という聖書の信仰を支えに強い気持ちで生きました。

外出はあまりしませんでした。夫の親代わりの人（女性）が昔気質の人で、外出をしようとすると機嫌が悪くなったので、いつも園のなかにいて仕事以外のときは本を読んだり、ラジオを聴いたりしていました。せめて夫の親代わりの人には嫌われたくないという気持ちがありました。閉塞感を感じたこともありましたが、切羽詰まった思いはありませんでした。

結婚

結婚後は夫と二人で夫婦舎に移り住みました。私たちは子供は産みませんでした。

子供のころの夫は、母親が訪ねてくると、帰るときに後を追って泣いたというほど気の優しい人です。私の母は夫のことを、「あなたの旦那さんは可哀そうな人だ」と言っていました。

自分の肉親に対する夫の感情は複雑でした。夫の家族は、子供だった夫がハンセン病になったことを世間にひた隠しに隠していましたから、肉親に対して不信感と違和感を感じていたのだと思います。夫は保養園に入所後、実家に帰りたかったこともあったでしょうが、一度も帰ったことはありません。そのせいかいつも寂しさから逃れられないでいるように思います。

そういうわけですから、私との結婚によって保養園の人たちから後ろ指をさされたことで、夫はさらに孤独になり苦しんだと思います。しかし結婚した以上、私と一緒に生きていく以外に道はありません。教会の信仰を支えに生きていこうと二人で話し合いました。

夫と私は家のなかでは対等でした。むしろ気が強い私に夫は押されていたかもしれません。生活は楽ではありませんでした。私も夫も実家には頼りませんでしたので、経済的な援助を当てにできる人はいませんでした。

私たちが結婚したころは、園内にある畑を耕して得た僅かな作物は自分たちのものになりましたが、園から出される三度の食事は貧しいものでした。お金があれば必要な品物を園内の売店で買うこともできたでしょうが、そのお金がありませんでした。園から給与金が支給されるようになって日用品などを買えるようになるまでは苦しい日々が続きました。

衣類は私がつぎはぎしました。晒があったのでそれで夫と私の上下の下着を作りました。晒の出所はわかりません。今でも不思議に思いますが、いつも園のどこからか晒が出てきました。私の生理用品は脱脂綿を使いました。官費で支給されていたと思います。そのころとしては珍しい使い捨てで、不自由はしませんでした。歯磨き粉や歯ブラシも官費でした。足りないときは売店で買いました。

入浴は大きな風呂桶を使って、一日置きに男性と女性が別々に順番に入っていました。一週間に三回は入れましたが、夫婦で入浴することはありませんでした。洗濯は入浴日とは関係なく共同洗濯場でしました。共同洗濯場はいつでも使うことができましたが、石鹸は自分持ちでした。石鹸を使いすぎないように気を付けながら下着類を洗いました。

園内作業で美容や理容をやっている人がいましたので、そこで髪の手入れをしてもらいました。化粧水や口紅などの化粧品はありませんでした。ずっと後になって社会党がいろいろな化粧品を売りに来たときは賑やかでした。

園内作業は、看護、縫工、和裁、洗濯、包帯再生、理容などをしました。女の仕事には重労働のものはありませんでしたので、私には苦痛ではありませんでした。男の方が、女よりもきつい仕事を割り当てられていたと思います。

そういう日々の生活に追われても、私は夫との結婚生活のなかで何としても愛情を育みながら生きたいと思っていました。批判するというような大それた気持ちはありませんが、保養園の結婚の多くは本当の結婚ではないように思っています。同居していても、愛情に基づいて結婚生活をしている夫婦は少なかったと思います。全部が全部ではありませんが、同居して一緒に生活しているというだけで、ちゃんとした家庭を築こうとしている夫婦は多くないように見えました。

保養園の結婚は、性的な問題もありましたが、療養生活(隔離生活)の孤独を癒すことが主な目的で、園も結婚を奨励していました。そのため、とりあえず結婚はするものの、その後は何があっても結婚生活を保ち、結婚しているという形式を壊さないようにすることが大事でした。結婚生活という体裁を壊さないように気を遣い、また周囲が壊すことを許しませんでした。

若くしてハンセン病になった人は、社会性だけでなく、心や頭が十分成長しないまま身体だけが大人になったような人が多いため、結婚自体がどういうことなのか解からない人もいました。そのため、結婚生活を維持することが難しい人が大勢いましたし、仮に結婚の形式は保てたにしても、愛情や思いやりの心を育むことができた夫婦は少なかったと思います。まして大抵の人は子供を産みませんでしたので、子供と共に成長するというチャンスもありませんでした。

保養園では、夫婦が一つの家族として未来に向かって進むという自覚は希薄でした。生きているうちは一緒に生活していても、死んだ後は一緒の墓に入らず、それぞれの実家の墓に入りたいと思っている夫婦が多いと思います。そういう人たちは、実家には血のつながった本当の家族がいる、懐かしい実家の家族と一緒の墓に入った方が安心して眠れる、死後は夫婦が別々になってもしようがない、夫婦の絆は生きている間だけだと考えているのです。とても残念に思います。

ただ病気を患ったために強制的に隔離されたハンセン病療養所のなかでは、未来に向かって希望を持つということ自体が困難でした。また子供を持つことも基本的には許されませんでした。そういう過酷な人生を強いられている人たちに対する、私の見方、言い方は、私の独り善がりと言われても仕方がありません。

その一方で、私たち夫婦はずっと教会の仕事をしてきましたので、人間よりも神さまが好きなんだ、というような陰口を言われてきました。でも元の妻を追い出して夫婦になった者同士が寄り添って生きるには、それなりに気持ちを強くしないと生きていけませんでした。大きなことは言うつもりはありませんが、私たち夫婦は聖書の教えを学びながら、どんな苦労も二人で分かち合って生きようと話してきました。

長い結婚生活で何となく感じていることは、私は年ごとに少しずつ夫を突き放すようになっていますが、夫は、むしろ、だんだん私に依存するようになっていることです。ただ近年は、気が強いばかりで夫に苦労を強いてきた私を、夫が心の深いところで許し、また、深く愛して許してくれていたのだということを強く感じるようになりました。

夫と共に暮らして解かったことは、夫の信仰が心からのもので、辛い状況からの逃避ではなかったということです。私も同じように信仰心はありますが、夫のように純粋な心でイエスさまに向かっているかどうか自分ながら解からないときがあります。その点、夫は立派だと思います。

社会復帰

そうこうしているうちに、当時の園長先生が私たち夫婦に社会復帰を勧めるようになりました。毎日、毎日、社会復帰するようにと私たちを説得するのです。軽症者同士、それも、前妻を押しのけて妻の座に座った私と、それを受け入れた夫を園に置いておくわけにはいかない、むしろ園から出して社会で生活させるべきだと考えたのだと思います。

しかし就職先を世話するでもなく、行き先や頼る先を心配するでもなく、ただやみくもに社会復帰を勧めるので、何を言っているのかと腹が立ちました。私たち夫婦は実家や親戚を頼るつもりはありませんでしたので、しかるべき行く先を見つけなければ社会復帰などできるわけがありません。そういう事情をまったく無視する園長先生は本当に無責任だと思いました。こんな状態で社会復帰はできないと何度も言いましたが聞く耳を持ってもらえませんでした。

それでも、どうしても社会復帰するように園長先生が強硬に主張されるので、昭和四十六年、夫が四十六歳、私が三十九歳のときに保養園を出ました。このとき長く保養園に関わっていた牧師さまが心配して、夫に大阪クリスチャンセンターの事務職の仕事を紹介してくれました。園長先生は何もしてくれず、社会復帰のための一時金も出してくれませんでした。

保養園を出てから大阪に馴染もうとしましたが、結局、大阪クリスチャンセンターは一年も勤まりませんでした。十三歳で保養園に入所した夫には社会性が欠けており、広い視野と事務的な力が要求されるクリスチャンセンターで仕事をすることは、もともと無理な話でした。

クリスチャンセンターを辞めた後、やっとのことで夫は保険会社のビルの管理人に採用され、そこでおよそ十年間勤めましたが、この職場も辛かったと思います。

そのころはまだ回復者という概念がはっきりしていない時代でしたので、ハンセン病が治っているにもかかわらず、夫の心はハンセン病患者そのものでした。自分の病気を世間の人に知らせないようにとハンセン病に関わるすべてのことをひた隠しに隠していたので、気持ちが休まる暇がなかったと思います。

先にも述べましたが、そのころ夫のハンセン病は治癒していました。しかし左足の外側に潰瘍（足底潰瘍）ができてしまいました。ハンセン病の患者や回復者には皮膚の感覚が鈍くなるという後遺症が残ることがあります。そのために手足、特に足に傷ができても痛みを感じないため、そのまま仕事を続けると傷を悪化させてしまいます。夫もその口でした。

大阪にあったハンセン病患者を保護する施設から軟膏をもらい、それを患部に塗ると一時は治るのですが、いつも針でつついたような小さな穴が残り、そこからまたいつの間にか潰瘍を再発するということの繰り返しでした。

どうにも治らないので岡山の長島愛生園に行って相談したところ、六ヶ月間の入院が必要だと言われました。六ヶ月も仕事を休むことなどできるはずがありません。悩んだ挙げ句、当時住んでいた町のクリスチャンのお医者さんにこれまでの経緯を全部話して尼崎の個人病院を紹介してもらい、そこへ二週間入院して手術を受けました。

経過だけをいうと簡単なように聞こえますが、夫の足の傷を治したい一心で無我夢中でした。クリスチャンの先生を見つけるのも、病院へ二週間入院するのも、手術を受けるのも、とにかく大変でしたが、苦労の甲斐があって夫の足の傷は治り、以後、再発していません。

夫はそんなわけで心身ともに大変なストレスを抱えた状態でしたが、私の方は気が強いだけでなく、若かったせいもあり、何でもできるような気持ちでいました。近所付き合いも苦にならず、買い物、洗濯、料理など、家事一切をしました。

その後、私は子宮筋腫と言われ、産婦人科医院で手術を受けました。回復後は、老人ホームのヘルパーをしたり、夫が管理人をしていたビルの単身赴任寮のまかないの仕事をしたりしました。

そうこうしているうちに戦争中に保養園で牧師をしていた方が神戸に住んでいることが解かりました。そこにたびたび伺って牧師さま御夫妻とお話をさせていただくようになってからは、緊張が解けて気持ちが休まるようになりました。

社会復帰して十年後の昭和五十六年、夫のハンセン病が再発してしまいました。保養園に帰りたいと園長先生に申し出ましたが、先生は再入所を許可してくれませんでした。何と心のない先生だと思いました。それで保養園の入所者自治会の会長さんに事情を話して園に帰りたいことを伝えると、園に掛け合ってくれて、それで園長先生もようやく再入所を認めてくれました。

本当を言えば私自身は、帰りたい気持ちと、帰りたくない気持ちが半々で、そんなに無理してまで保養園に帰りたいとは思いませんでした。しかし夫が病気のために仕事ができなくなって心身共に憔悴していましたので、帰らざるを得ませんでした。

帰ってからは心底ホッとしましたが、十年間の社会復帰の経験は私のその後の人生を強く生きられるようにしてくれました。また社会復帰でたくさんのことを体験して精一杯生きたという思いがありますので、今でも自分の人生に敗北感を感じることはありません。

しかし夫には敗北感があったと思います。一生懸命だったにしても、社会復帰を苦しい試練だと受け止めていたに違いありません。病気が騒いだのは仕事が苦しかったこともあるでしょうが、ストレスも重なっていたと思います。ただ夫もいろいろ社会的な経験をしたことは良かったと思っているようです。

再入所後

入所者自治会経由で再入所したので、園に落ち着いてからもずっと園長先生とは難しい関係が続きました。また夫の前の妻だった人もまだ保養園で元気にしていたため、そちらにも気を遣いました。園に帰って気が楽にはなりましたが、針のむしろであることには変わりありませんでした。

あるとき保養園を訪ねてきた牧師の高橋三郎先生とお話をしました。高橋先生は亡くなった私の父とも親交があり、内村鑑三先生が東北に来られた折は、父が内村先生の鞄持ちをしていたことを知っていました。ある日、その高橋先生が、「内村鑑三先生が、教師でも、医師でも、職人でも、主婦でも、誰もが何かできることがある。そのできることを一生懸命やって生きることが清い生活であると話されていたことを、貴女の父上から教えられました」と私に話してくれました。

私の父は札幌の農学校を出て、農業をしながら南部の農家の人々にいろいろ教えていた人だったので、内村先生とそういう話をしたこともあったと思いますが、私は高橋先生からその話を聞くまで知りませんでした。

それからしばらくして、高橋先生の話を聞いたのか、内村鑑三先生と父との関係を知った園長先生が、ようやく私たち夫婦に人並みの優しい言葉をかけてくれるようになりました。しかし父がそういう人だったから園長先生が私たちに優しくなったということについては、ずっと後まで釈然としませんでした。

再入所して八年経った平成二年に入所者自治会の書記になりました。自治会の役員が、私の社会復帰した経験と高校まで行った学歴などから、書記の仕事に向いていると判断したのだろうと思います。月給は一万八千円でした。

ただ、自治会の書記という立場は、自治会内部ではまったく発言権がありませんでした。政治向きのことはもちろん、園内の生活のことでさえ何か言いたいことがあっても、「女が何を言うか」といって取り上げてもらえませんでした。

自治会の書記のほかにも保養園の図書館の図書管理をしました。しかし新聞を読む人はいましたが、入所者も職員も本を読む人は殆どなく宝の持ち腐れでした。保養園の入所者は後遺症のために目も指も不自由なので本を読むのが煩わしかったのでしょうが、それでも困難を乗り越えて文字に親しむという気風がないことにがっかりしました。ともかく男女を問わず、読書をして学ぶという姿勢がありませんでした。

当時、ラジオが各寮に一つずつ置かれていました。文字を目で読み、ページを指でめくるという煩わしさがないラジオは、チャンネル争いもあるほど皆が好んで聞いていました。

そのほか教会関係の年寄りの世話をしました。昭和の末ごろから保養園は老人が増え、今ほどではありませんが入所者の高齢化が懸念されていました。みんな年寄りの世話をする時間が増えました。私も、若いころの夫を世話してくれた女性が八十歳を超えて病棟にいましたので、毎日見舞いに行きました。

自治会の書記、図書管理、教会や県人会の世話人など多くの仕事をしてきましたが、もともとじっと静かにしていられる性格ではないため、忙しいのは苦になりませんでした。

再入所後の保養園での生活は、よそ目には、気の強い妻が、気の優しい夫を尻に敷いているように見えたと思います。直接、面と向かってそういう言い方をされたことはありませんが、そういう目で見られていたのは解かっています。しかし夫と二人で精一杯に生きました。

家族との別離

同じ寮に住む女友達が、「親と別れたときは泣いた。うんと泣いた。そういう思いをしたことを、あんたたちは解かるか」と若い看護師に声を荒げて怒っていたことがありますが、その通りだと思います。保養園に入所している人たちは、みんな同じような思いをしてきています。みんな、ハンセン病になったというだけで、むりやり家族から切り離されて保養園に入れられた辛さを耐えてきました。

辛いといっても、ただの辛さではないのです。たいていの人は、もう実家には帰れないかもしれない、これから親や兄弟とは会えないかもしれない、自分が出ていった後の家族はひどい目にあうかもしれないなど、のっぴきならない不安を抱えてビクビクしながら療養所へ入ってきているのです。親や家族と別れる悲しさと、まったくの見ず知らずの療養所へ入れられる不安とが重なるのですから、辛さが弾けて心が張り裂けそうになるのです。

私自身は、保養園に入ったときに感じたのは、悲しさよりもむしろ悔しさでした。それでも、ほかに行くところはないと悟って保養園に入りました。

母が生きている間は実家に帰ることもありましたが、亡くなってからは帰ったことはありません。母が亡くなったとき、すっと心が実家から離れて、「ここは自分の実家だけれども、自分の家ではない」

と思いました。もうそれ以前の実家に対する濃厚な感覚がなくなって気持ちが楽になりました。多分、心から心配してくれたのは、お母さんだけだということを私自身がよく解かっていたのだと思います。父に対しては、私が子供のときに亡くなったせいもあり、そういう思いはありませんでした。

兄弟は、上の兄は早くに戦死していましたが、二番目の兄は、私が保養園に入ったとき以後も大事に思ってくれて、今でも普通に行き来しています。

夫は子供のころに保養園に入れられて、母が恋しくて泣いていたような人ですから、心の中にいつも家族への特別な思いを抱いていたと思います。ただ夫の家族、特に兄弟の妻たちは、夫が保養園にいることを世間の人たちに知られないように隠してきました。夫はそのことを知っていますから、あたかも自分が存在しないもののように、いつも気を遣っていたと思います。実家を恋しいと思っているはずですが、一度も実家には帰っていません。

予防法廃止や熊本地裁判決が下りた当時、仮名ではなく本名を名乗ったり、テレビや新聞などのメデイアで意見を言える人が、勇気ある人だと言われました。夫は保養園のなかの県人会会長やキリスト教会の代表などの役職についていましたので、立場上、マスコミに顔を出した方が良いときが何回かありました。ところが実家に気兼ねして自分の存在を消すかのように引っ込んで、自分の名前や映像が新聞やテレビで報道されないように用心していました。

そのことを引き合いにして、またしても、「メデイアに顔を流されたくない男だ」、「ハンセン病だということを（世間に）隠している男だ」、「公に名乗れない男は（保養園の）公務につくべきではない」などと皆から叩かれました。夫を気の毒だとは思いましたが、その一方で、私自身も夫が家族に気兼ねして縮こまってばかりいないで、社会的な責任をとるべきときが来ているのではないかと思うこともありました。しかし当時の夫にはそれはできない相談で、ハンセン病だった自分の存在が世間に知れると実家がどんなに迷惑するだろうと、そればかり考えていたように思います。

最近は、両親も兄弟も亡くなったせいか気兼ねがなくなって、テレビなどに顔を出してコメントなどもするようになりましたが、それは夫には良いことだと思っています。

今では、昔、ハンセン病の血統と言われないように、また世間からつま弾きされないようにと、あれほど親や兄弟に気兼ねしたことが夢のようです。親にしてみれば、療養所に入れた子供から、病気でない子供たちを守りたかったのだと思います。それ以外に方法がないと思って、心を鬼にして子供たちを引き離したのだと思います。

年を取ってだんだんと記憶が薄れつつありますが、そんなふうにして別れた両親や兄弟のことを懐かしく思わない日はありません。

患者作業と女性の立場

ハンセン病療養所は男が強い世界です。もちろん女性の入所者はいますし、一歩、家庭に入れば夫と妻は同等か、もしくは女の方が強い夫婦も多かったと思います。しかしそれは夫婦単位の話で、療養所を一つの組織と考えたとき、女が組織の役員として入り込む余地はありませんでした。女は、女ができる患者労働をちゃんとして、男の言うことを聞き、家庭を守れば良いという考えでした。

家庭を守るといっても、それぞれの家庭に子供はいませんから、育児は問題外で、炊事、洗濯、掃除、繕い物などが女の仕事と考えられていました。

療養所といっても、昔の保養園には職員はほんの一握りしかおらず、園を維持するためにあらゆる仕事を患者が行っていました。

特に看護師が少なかった時代には、看護師は医師に付き従って診察の介添えをすることで精一杯で、本来の仕事であるはずの患者の看護まで手が回りませんでした。そのため、どの療養所でも、軽症の患者が重症の患者の面倒を見るという作業が行われていました（患者看護）。朝から晩まで、身動きもできない重症者の、食事、着替え、排泄などの世話をする患者看護は重労働でしたが、明日は我が身と思えば、どんなに辛くとも拒否することはできない相談でした。この患者看護は、男も女も平等に割り当てられました。

一方、軽症寮や夫婦舎の病人には、職員はもちろんのこと、患者看護さえも手が回りませんでした。そんな人手はありませんでした。そのため手足に後遺症があっても、夫婦のことは二人がお互いに助け合って手当てするのが通り相場になっていて、手足の傷などの包帯巻きは自分たちでしなければなりませんでした。

包帯も使い捨てにはせず何回も使い回していました。夫の足の傷は、毎日、包帯を巻き直す必要がありました。ある程度の包帯は園の外科からもらうことができましたが、それだけでは足りず、一度使った包帯を洗って、干して、という作業を繰り返して使っていました。しかし、ただ洗って干すだけで殺菌していない包帯は不潔になることがあり、手足に巻いた包帯の下から蛆虫が出たなどという気分の悪くなるような話もありました。

医者も看護師も患者の神経痛に対する薬をすぐには出してくれませんでした。そのため、ひどい神経痛持ちの患者のなかには、痛くてたまらないときは、やかんで熱湯消毒した注射針と注射器を使って、水道水を自分の手足に注射していた人もいたという話もありました。そうすると痛みが和らぐのだそうです。

そんな無茶苦茶な毎日の繰り返しで、いつもみんな疲れ果てて気が立っていました。そのため、面倒を起こすことはタブーでした。昔から続いている習慣を破らず、男と女の区割りを守り、男は外で力仕事をし、女は家のなかの家事をして、日々の平穏な生活を維持することが大事でした。皆、そうすることでやっと心身のバランスを保っていました。

ハンセン病を治療しながら、また、後遺症を抱えながら、ハンセン病療養所で療養生活を送る難しさは経験した人でないと解からないと思います。治療の過程で熱が出たり、ひどい神経痛に襲われたり、末梢神経障害のために手足や唇が麻痺したり、曲がってしまったり、視力が落ちたりなど、さまざまな合併症や後遺症が出現することがあり、また、そういう病状がいつ出るか解からないため、みんな不安で落ち着きませんでした。なるようにしかならないと捨て鉢になっている人もいました。

特に身体が弱い人たちは余計なことを考える余裕はなく、波風を立てないようにしながら、患者作業と療養生活とのバランスを上手にとる必要がありました。ちょっと油断すると命に関わるような破綻をきたすこともあったのです。昭和四十年代から五十年代になってもそんな状態が続いていました。

そんななかで第一次予防法闘争が戦われたのですが、私が保養園に入った昭和二十九年は新予防法が公布された後で、園の男たちは諦めの境地だったのか、すでに静かになっていました。夫も心中では失望していたのでしょうが、私には愚痴をこぼすようなことはありませんでした。

当時、私はまだ若くてハンセン病を取り巻く社会的環境について多くを知らなかったため、自分のことしか考えていませんでした。政府はハンセン病に対する隔離政策をこれまで通り行うと決めていましたが、それによってこれからの私たちの療養生活がどうなっていくかについて深く考えることもなく、ただ漠然とした不安を感じながら日々を過ごしていたように思います。今、当時を振り返ってみると、あまりにも呑気だったとしか言いようがありません。

その後、十年間の社会復帰生活を体験したあと、再入所した保養園の入所者自治会書記を務めるようになりました。

私は母が看護師だったせいもあり、女も家にいるだけでなく社会で働いて当然という考えを持っていました。ですから社会復帰していたときも夫の給料に頼るのではなく、私も働きました。私も働かなければ生活が成り立ちませんでしたので、それが当然だと思っていました。自治会の書記になったのも同じような思いからでしたが、園内の人々に、「女が何を出しゃばっているのか」という目線で見られました。またしてもと腹が立ちましたが、自らを小さくしてやり過ごしました。

ただし書記になったからといって、政治向きのことはもちろん、園内の生活に関することにしろ、他の何にしろ、自治会内部での発言権はありませんでした。何か意見を言っても、一笑に付されて相手にされませんでした。女がものを言うと、いつも、どこからとなく、「女が何を言うか」という反応が出ましたから、よほどのことがない限り女たちは表立っては言葉を発しませんでした。何につけ入所者自治会が女に割り振った仕事はするが、それ以外のことはしない方が無難だという風潮でした。

女が何か言えば爪弾きにされる、出しゃばりだと言われる、敢えて言うと波風が立つ、それが嫌だから何も言わないという状態でした。ちゃんとした考えのある人でも口をつぐんでいました。もちろん中途半端な考えで話す人は相手にされず、軽んじられました。狭い保養園のなかで孤立することは辛いことだったので、弾かれないようにし、また、弾く人たちに抵抗しないように、むしろ、同調しようとしていました。何も考えのない人が、考えのある人を潰してしまうこともあったと思います。

女の人の殆どが人に誇れる学歴がありませんでした。中学校を卒業していたら良い方でした。それでも学歴がないことに劣等感を抱く人はいなかったと思います。それ以前の問題でした。個人的な関係で助け合うことはあっても、女同士が集まって話し合うことはなく、女性全体としてまとまる、団結するということはありませんでした。女たちの気持ちはバラバラでした。それが現在までずっと続いているのです。

いつか女も発言できるときが来るはずだと思いながら、あっという間に時が過ぎ、年をとってしまいました。情けない気持ちです。でも女は何も考えなくても生きていけました。女は男から庇ってもらえました。それこそ女は大人しくして家のなかのことだけをしていれば、それで良かったのです。

例外として、「甲田の裾」を中心とした文芸活動は、男も女も平等に盛んにやっていました。園から編集資金が支給されていましたから、患者対策として奨励されていたのだと思います。ただ短歌や川柳を嗜んで、後になって本にまとめて出版した女の人は何人もいますが、小説や評論を長く書き続けたのは男ばかりでした。保養園のなかでは、女は時事や評論を書くための教養や批判的精神を身につける機会がなく、広く知識を得て視野を大きくすることは困難でした。

入所者自治会や、寮長会、地区代表者会などの患者組織の代表者は男で占められていましたし、まして全国的な組織の全患協は、全国十三国立ハンセン病療養所の自治会会長で占められていましたので、これも男ばかりの組織でした。自分が住んでいる療養所のニュースも、そして、全国組織のニュースも、女は少し離れたところで断片的に聞き取ることが精一杯でした。

女には詩や短歌が向いていると言われてきましたが、本当はそうではなく、詩や短歌を嗜むことしかできなかったのだと思います。社会性のある仕事は男がすべて握っていた世界で、大した学歴も見識もなく、腹も座っていない女が割り込む余地はありませんでした。

仮に女が当時のハンセン病療養所が抱えていた問題に興味を持ったとしても、そこから先に進むのは容易ではなく、そこで行き止まりでした。女がそんなことに首を突っ込んでどうすると言われるのがオチだったでしょう。保養園の女は、女がいるべき場所で生きるしかありませんでした。

らい予防法廃止と熊本地裁判決以後

らい予防法が廃止されたときは良かったと思いました。ただし、それで世間の偏見や差別がなくなったかというと、そんなに簡単な話ではありませんでした。東京や関西、九州などでは厚生労働省を中心にさかんに啓発活動をしていたようですが、東北では大きな動きは少なかったように思います。保養園を訪ねてくる人も目に見えて増えたという記憶はありません。

しかし、らい予防法違憲国賠訴訟のときは違いました。熊本地裁判決が下りた後、保養園も俄かに賑やかになりました。

実は、私たち夫婦は国賠訴訟事件の原告にはなっていません。訴訟が起きたとき、夫は保養園の日本キリスト教団の代表をしていましたので、他の療養所の日本キリスト教団の教会とも話し合い、教会としては原告に加わらないことを決めていました。ただ教会員でも、原告として裁判に参加したいと思う人は、個々人の判断を尊重することにしていました。

教会の取り決めがそうであったにしても、熊本地裁判決が下りたときは夫も私も胸のつかえが下りた気持ちがしました。ハンセン病療養所にいて熊本地裁判決を嫌がる人などいるでしょうか。だれもかれも予防法の被害を受けています。受けなかった人などいません。予防法で助けられたことがあるといってもそれは部分的なことでしかないと思います。

現実的な問題として、補償金が支払われたときは本当に助かりました。これまでお金には不自由ばかりしていました。何よりも夫が代表をしているキリスト教会の維持のために、いつもお金が必要でした。そのせいか夫は受け取った補償金の大部分を教会関係に寄付してしまいました。これまで親や兄弟の世話にはなりませんでしたし、何よりも、すでにみんな亡くなっていましたので気を使う必要はありませんでした。

夫の補償金が手元に残らなかったので、私がもらったお金は私名義の貯金にして残してあります。これから年をとって身体が弱っていきますから、私たち夫婦に何かあったときに、また何かの折にお金が必要になったときに困らないようにしておかなくてはならないと思ったからです。若いときから人に頼らずに生きてきたので、親戚に対してこれまでのお礼をしなければならないという気持ちはありません。時折訪ねてくる姪に小遣いを渡すこともありますが、姪はそんなものを当てにしていないと思います。

熊本地裁判決が下りた後は、確かに保養園を訪ねてくる人が増えました。入所者の親戚だけでなく、東北や北海道の知事、国会議員、弁護士、ハンセン病を守る会の会員など、さまざまな人々が来て、お話をしたり、面会人宿泊所に泊まったりしました。また全国の療養所間の交流も増えました。人々が訪ねてきて賑やかな毎日を過ごせることは良いことで、みんなが喜んでいました。

ただ教会関係者の訪問は、むしろ熊本地裁判決以前の方が多かったと思います。昔は訪ねてきた人々と教会でお祈りをし、食事をするのが楽しみでした。しかし地裁判決後は、一時は訪問者が増えましたが、だんだん少なくなっています。信者さんのなかには賑やかになった保養園を敢えて訪ねなくても良いのではないかと思われた方がいたのかも知れませんが、本当の理由は解かりません。

保養園では、園も入所者自治会も熱心にハンセン病に対する啓発活動を行いました。しかし表立っては見えませんが今でも偏見と差別は根深く残っています。九州では、患者と一般の人々が争った事件が報道されたことがありますが、ここではとてもそんなことは出来ません。喧嘩などしたら、今も目に見えないところで残っている偏見と差別で（私たちが）身も蓋もなく叩かれると思います。またまだ啓発が足りないと思います。また は無視されるかもしれません。

熊本地裁判決から十三年経った今（平成二十六年）になって、保養園を取り囲む青森市内の偏見と差別は少し和らいだような気がします。昔は私たちが外出すると、街の人々が刺すような視線で見ていたような気がしましたが、今は、そんなことはなくなりました。

人々の気持ちが暖かくなったとも思いませんが、排除するような態度をとる人は少なくなったと思います。

簡単にハンセン病に対する偏見や差別がなくなるとは思いません。でもいつかもっと良い時代が来ることを願っています。

信仰

ピリピ書「我らの国籍は天国にあり」。コリント書「我ら四方より悩みを受くれど窮せず、せんかた尽くれど望みを失わず」。

他の人にどう思われようとも、私たち夫婦は聖書の教えに助けられて生きてきました。夫も私も、もし聖書の信仰に巡り会わなかったら、今日まで生きてこれなかったと思います。日々を感謝の気持ちで過ごすこと、困難には勇気をもって臨むこと、どんな境遇にあっても希望を失わないこと。信仰とは信じるものには確かなものですが、不思議なものでもあります。私の信仰は周りの人には見えないものですが、確かに私の心のなかにあって私を支えてくれています。

保養園に入ったばかりのころ、社会復帰していたころ、そして、再入所したころなど、心身ともに苦しかった時代に、どんなに聖書の教えに支えられたかを考えると、ただただ感謝です。聖書の信仰があったことで私たちはやっと自分を強く保つことができたのだと思っています。

私たち夫婦が苦しんだように、逃げ場のない保養園のなかで、悩み、苦しんだ人たちはたくさんいます。

ある(女の)友人は、そのころすでにベットから起き上がれないほど弱っていましたが、何年もの間、生前は有力者だった夫が、死んでから神さまのもとに行けたのかどうか悩んでいました。死ぬ直前まで、「生きていることが苦しい、早く死にたい」と言い続けていました。この人に限らず、生前に力があった連れ合いを亡くした女は、皆、哀れでした。

また保養園に根付いている昔ながらの道徳心に触れて、亡くなるまで不名誉な汚名を被せられた女の人もいました。よく考えれば女性だけが責められる筋合いではなく、関係のあった男たちも同じように咎められてしかるべきなのですが、そうはならないのです。いつも一方的に女だけが具合の悪い思いをさせられました。この人は、夫である人が好い人だったのが唯一の救いでしたが、その夫に先立たれた数年後、孤独のうちに、狂ったようになって亡くなりました。

こういう話では、いつも分が悪いのは男より女の方で、女は後戻りできない評判に取り巻かれて、言い訳も逃げ場もないという状態に追い込まれました。本当に不公平です。これからはそういうことのない時代になってほしいと思います。

夫も私も年をとりました。私たち夫婦は保養園で生き抜くと決心しています。これからも信仰を深めながら残り少ない歳月を精一杯生きたいと思っています。

夫婦でも墓は別——しかし不幸だけではなかった

語り　M・Yさん

昭和三年三月七日生。
青森県出身。
四人姉弟（姉、姉、本人、弟）。
昭和十八年、十四歳（尋常高等小学校一年）で発病。

保養園入所まで

家族にはハンセン病の人はいませんでした。両親は病気になった私を嫌いました。ハンセン病とは思わず、梅毒だと思っていたようです。その後、伯父（父の弟）が父母に強く勧めたせいもあって、尋常高等小学校一年（十五歳）のときに保養園を受診したところ、ハンセン病と診断されました。そのときは入所しないで家に帰りました。保養園にはその次の年の六月に十六歳で入所しました。

私はボンヤリしている方で、警察や保健所の人が私の家を消毒したという覚えがありません。近所の人が騒いだのかどうかも、はっきり覚えていません。しかし学校や近所の人たちから、私の顔が腫れていると言われたことは覚えています。

保養園へ入所した日に予防衣を着た中条資俊先生に診てもらいましたが、変な格好をした園長先生だと思いました。「入りなさい」と言われて先生がいる部屋に入って診察を受けましたが、裸にはされませんでした。特別変な診察や苦しい検査はありませんでした。（らい菌を調べる）菌検査を受けたかどうかは覚えていません。

戦前の園内での生活

入所者が着るために園が支給する着物は男も女も同じ模様でした。それは子供の私から見ても不格好で着てみたいとは思いませんでした。私はそういう園支給の着物を着たことはありません。家から持ってきた着物を着ていました。そのころは自分の着物を持っている人はそれを着ても良いことになっていました。

戦前は歯磨き粉はありませんでした。歯は塩で磨きました。塩は家から持ってきてもらわなくても園の売店で買うことができました。代用品（魚の油を使って石鹸のようなものを作っていました）だったかもしれませんが、石鹸もありました。それで顔を洗いました。貴重品でした。石鹸を買うお金がない人は、山から石鹸の代わりになる植物を採ってきて、それを石鹸がわりに使っていました。藤に似た植物で、お湯につけて揉むと泡が出て、その泡が汚れを落としました。

入浴は男性と女性が日替わりで交互に入りました。まあまあ平等だったと思います。

戦前も戦後も家族は保養園の玄関の入り口までは入りました。しかし私の家族もそうでしたが、嫌な臭いがすると言って建物のなかには入りませんでした。食べ物や着物は持ってきてくれましたが、石鹸は持ってきてくれませんでした。実家でも不自由していたのでしょう。

ときどき中条園長先生の外出許可が下りることがあり、そのときは家に帰ることができました。父母は病気の私を嫌っていましたが、そのほかの家族からは大事にされました。

初潮は入所してからきました。十七歳か十八歳のころです。最初はどうしてよいか解からず途方に暮れました。遠い昔のことなので、どういう段取りでそうできたのか覚えていないのですが、出血を防ぐために浴衣の生地をT字帯のように縫い、さらに布きれをあてて出血が外に漏れるのを防ぎました。

とにかく初潮を迎えて初めて、みんながこっそり話していることに気が付きました。それを聞きかじって、誰に教えてもらうでもなく、だんだんに解かってきました。大部屋の世話人のような女性が教えてくれることもありました。後になって年輩の女性に説明してもらって、ようやく生理について正確な知識を得たように記憶しています。

ただ生理のときも患者作業の割り当てがあって、働かなくてはなりませんでした。働いているとき、出血が外に見えるほど漏れることがありました。そういうときは後でこっそり洗濯場で洗いました。みんな人に見られないように隠れて洗っていました。そんなときでも、女同士で助け合ったり教え合ったりはしませんでした。

洗う場所は洗濯場しかありませんから、誰もが洗濯場に人がいないときを見はからって生理用品を洗うのですが、まだ若い子供たちは可哀そうでした。家にいればお母さんやお姉さんが助けてくれるだろうにと思うと哀れでした。

洗ったT字帯や布きれは、それと解からないように上に布きれを掛けて干していました。

患者作業

患者は園のなかで患者作業といわれた仕事をしなければなりませんでした。私は、看護、洗濯場、髪結い、縫工、放送など、昭和三十年代の作業返還が始まるまで、割り当てられた仕事は何でもやりました。作業の賃金は安いものでしたが、働けばお金になったので、仕事は苦になりませんでした。

ただ仕事中に、手の（後遺症の）治療をするために外科へ行って治療をしたいと言うと、親方に嫌な顔をされるのは困りました。

雪が降ったときは、道をつけるために男も女も朝の二時か三時ごろから藁沓を履いて雪踏みをすることがありました。零下の寒さのなかの重労働にもかかわらず、靴下は支給されませんでした。そのため凍傷になる人がいて気の毒でした。

また山の方に薪拾いに行く仕事があり、私も割り当てられてやりましたが、これも重労働でした。最も辛い冬場は男がやるようになっていました。女にはそれほど辛い仕事をさせないようになっていて、男よりも楽な仕事が多かったと思います。男と女の仕事の分業があり、女は庇われていました。

誰が何をするかは、それぞれの寮の親方（寮長）が決めていました。その親方は、入所者自治会から指図を受けていたと思います。

たぶん私たちの見えないところで、保養園の分館（今の福祉室）と入所者自治会とが相談をしていたのでしょうが、表向きは保養園の分館長（今の福祉室長）ではなく、自治会の会長がいっさいを取り仕切っているように見えました。どっちにしても自治会の会長が、女たち一人ひとりの能力を見極めて、親方を通して決めていたと思います。回ってきた仕事が気にいらなければ断ることはできました。実際、断った人もいましたが、断りにくい雰囲気でした。

ずっと後になって、昭和三十年過ぎに毛糸の機械編みを教えてくれる人が保養園に来たとき、私は実家から二万九千八百円のお金を出してもらって編み機を買い、編み方を教えてもらいました。毛糸は青森市内にある中三デパートの前の毛糸屋さんに行き、自分で選んで買いました。買い物のために外出して園と揉めたことは一度もありません。

編み機を使って友達や看護師さんたちから頼まれたセーターやカーディガンなどを編みました。編み賃を安くしましたが、よい小遣いになりました。何よりも、みんなが私の編んだものを喜んで着てくれるので生活に張り合いを持つようになりました。

近ごろは年をとったせいか根気がなくなり滅多に編まなくなりましたが、機械編みは私の趣味として数年前まで続けていました。

結婚と夫の実家との付き合い

保養園は男の入所者の方が女より多かったので、古い時代は、「今度入ってくる女はお前の嫁だ」などと、患者総代（園が任命した患者の代表で、戦前にあった制度）や親方たちが結婚の順番を決めていた時代があったということですが、戦後ははもうそんなことはなくなっていました。好きあって結婚する人もいましたが、世話をしてくれる人から紹介された人と結婚する人が多かったように思います。

園のなかでは、いろいろな男と付き合う女の人もいて眉をひそめる向きもありましたが、陰でコソコソ言うだけで、表だって非難がましいことを言う人はいませんでした。

お酒が好きな女の人もいましたが、雪国の女は多少なりとも台所酒を嗜む傾向がありますので、それも大した非難を浴びることはありませんでした。しかし、たまに酒の上の暴力事件がおきることがあり、良識のある人たちは困ったことだと思っていたと思います。

私は、親方（寮長のような人）が紹介してくれた人と結婚しました。夫は秋田の人で、性格の好い人でした。結婚してすぐ入籍し、青森の私の実家と、夫の秋田の実家とは、家族ぐるみの付き合いをするようになりました。

苦しかった時代に私たち夫婦は実家からお金や食べ物や日用品などの援助をしてもらいました。ただ援助をしてもらっても、保養園に住んでいる私たちには気持ちだけのお礼をする以外に何のお返しもできないため、いつも申し訳ない思いをしていました。

私も夫も子供は望みませんでした。夫は断種手術を受けていました。そのことを生前の夫が口にしたことはありませんし、二人で突き詰めて考えたことはありません。

六十年連れ添った夫は六年前に亡くなり、遺骨は秋田の夫の実家の墓に納めました。夫の家族が来て遺骨を持って帰りました。分骨はしませんでした。

私は父の遺言もありますので夫が入っている秋田の墓には入らず、青森の私の実家の墓に入るつもりです。父はこの病気になった私を嫌いましたが、私たち夫婦に子供がいなかったことから、私が死んだ後は秋田の墓ではなく青森の実家の墓に入ったらよいと遺言してくれました。私自身も青森の実家の墓に入りたいと思っています。

夫とは入籍もし、夫の家族との付き合いもありましたが、秋田には夫以外には血の通った家族がいません。そのため秋田の夫の実家の墓よりは、両親や兄弟姉妹が入っている青森の墓に親しみを感じています。生きている間は私と夫の家族はお互いに親しい付き合いをさせてもらいましたが、これまで何ひとつ奉公らしい奉公をしていない上に、夫との間には子供もおりません。そのため夫の実家にはとても引け目を感じています。

程度の差はあるにしても、保養園の入所者には、「夫婦であっても別々だ」という意識があります。園のなかの結婚生活は仮の姿とまでは言いませんが、入所する前に所帯を持っていた人は、夫や妻や子供たちと別れてきています。保養園に好きで入った人など一人もいません。その上、園のなかで結婚はしても子供は持たせてもらえませんでした。

まして大変だったのは、夫婦の片方が身体を壊して手足が不自由になったり失明したりすると、もう一方は、その不自由になった連れ合いの面倒を何から何まで見なければならず、普通の家庭では考えられないような心身の負担を負わなくてはなりません。なによりも夫婦がどんな状況になっても園のなかでは離婚は困難でした。離婚する人が増えれば園のなかの秩序が保てないと言われていました。

それで、同じ部屋に住んでよく理解しあっている夫婦でも、あまり束縛しないようにして、お互いの財布も別々にするような生活習慣が根づいていったのだろうと思います。園の外から来た客や職員たちのなかには、私たちの習慣や考え方を理解できないと言う人がいますが、私たちが生きてきた人生の経験をしていませんから、それは仕方がないことです。

いま私は心の底から実家の墓に入りたいと思います。矛盾しているようですが、夫の墓に入りたいとは思いません。分骨もしたくありません。ただ実家の墓に入っても私の名前を石に刻むつもりはありません。実家の家族も私の名前を刻んではくれないと思っています。実家の墓に入ることさえできれば、私はそれで充分だと思っています。

夫の実家は、私が死んだら青森の実家の墓に入りたいと言っているのを聞いてホッとしていると思います。嫁として村の人たちの前に姿を見せたことのない私が、突然、夫が入っている墓に入りたいと言い出したりしたら困るに違いありません。

女の立場

保養園に入ってから一年間ほど学校に通いましたが、勉強をしなくてはならないという強い気持ちはありませんでした。実家や保養園の人たちも、もっと勉強をさせなければならないという雰囲気ではありませんでした。本当にちょっと勉強した程度です。男もそうだったかもしれませんが、特に女は、勉強をしなさいと厳しく言われた人はいなかったと思います。そんなものだと思って勉強のことはのんびりしていました。

保養園の女の人たちは、みんなそうだと思いますが、男の人より前に出るような出しゃばったことはしません。できないのです。

何かの寄合などがあるとき、女も顔を見せるように言われても、申し訳ていどに、ただ顔を見せるだけでいいのです。もし何か発言したりすると出しゃばりだと言われます。あからさまにではなく陰で言われます。実際に女たちが陰で話している話を聞いたりもしましたが、狭い世間のことですから息苦しくなるような内容ばかりでした。

とにかく女は何か思うことを陰で話すのはよいのですが、ハレの席で話したり、発言したりするのは嫌われました。ですから思うことや言いたいことがあっても、正面きって他の人たちに伝えることはまずできない相談でした。まして本音の話などできません。言わない方が無難でした。みんな同じ思いをしていたと思います。女たちは部屋に帰った後で、あーだこーだと話すのが精一杯でした。

保養園はじまって以来、百年間そうしてきたのだと思います。しゃべっても、女の分際でとか、そんな低レベルの話ではないなどと男たちから睨まれるだけでした。そんなことが続いていましたから、ハレの集会では大人しくしているしかありませんでした。

女がしゃべれば、男たちから生意気だとか可愛げがないと言われるだけでなく、同性の女たちからもそういうふうに言われました。女たちは、根があって言っている場合もありましたが、何も考えずに何気なくそういうふうに言ってしまうのです。女同士がお互いに助け合わなければならないときも、お互いを誇り合っていましたので、男たちから軽くあしらわれても跳ね返せるはずはありません。面倒を起こしてまで男に刃向かっていくような女はいませんでした。

保養園に閉じ込められていても、男は予防法闘争などで外の風に当たり、また政治向きのことを議論する場があって、社会に目が開いていました。いつも男の社会は広く開いていて、男ならだれでもそこへ行けましたが、女は、女だというだけで、そこへ行くことができませんでした。

女たちは、保養園のなかの軽い仕事とか、食べ物のこととか、住まいのこととか、身の回りのつつましい日常の問題に囚われて、社会に対する目が塞がれていました。女でも社会の出来事に興味をもって当然だと思うのですが、園のなかでは、つつましさから足を出さない人の方が受けが良かったのです。

食べ物のことにしても、少しでも社会性のある話、たとえば「園の食事がもう少し美味しかったら……」などと言うと、「園の賄いは患者が金を出しているわけではない」、「文句を言える立場ではない」と言われて叩かれました。そういうことですから、「何とかもう少し美味しい食事にしてほしい……」などと言えるはずがありませんし、もしどこかに向かって言ったとしても、言った先から、「何を言うか……」と言い返されたと思います。

これまで、男と女が対等などと考えたこともありません。私自身はそういうことに余り関心がなく、面倒なことを口に出したり考えたりしなくても、日々を過ごせる性分でした。しかし、今になって、何も言わないできたことを振り返ったとき、自分の考えが浅はかで愚かだったように思えて残念です。波風を立てたくないばかりに大人しくしていただけのようで、今になって恥ずかしい気持ちになります。

らい予防法廃止と熊本地裁判決以後

平成八年に予防法が廃止されたとき、新聞や全療協の広報を読んだりテレビの報道を見たりしましたが、特別な感慨はありませんでした。あまりにも長く予防法の下で生きてきたために、そして法律がなくなっても毎日の生活に格別の変化がなかったために、何も感じられなかったのだと思います。夫も同じでした。ただ夫は男でしたから、時折、予防法がなくなった意味について私に話してくれたりしました。しかしそうかといって何か新しいことが起きるとは思っていなかったと思います。

平成十三年の、らい予防法違憲国賠訴訟事件が勝訴したときは違いました。予防法が憲法違反だったということをはっきり言ってもらえて、胸がスッとしました。その後、補償法が公布され、これまで持ったことのない大金が補償金としてもらえたことはとても有り難いことでした。

それまで実家からお金の援助を受けていたので、生活するのに困るということはありませんでした。夫も、夫の実家から援助してもらっていました。また私は両親の形見として百万円ほどのお金をもらっていました。

しかし、そういうこれまでの実家からの援助に対して、私たちは一度もお返しができていませんでした。

それで、私と夫がもらった補償金を合わせた額の半分を、二人の実家の家族にあげました。まず、三百万円ずつ、併せて六百万円を秋田と青森のそれぞれの実家に、これまでのお礼として送りました。残りの八百万円を甥や姪たちに平等に分けました。

補償金の一人分は、夫と私自身のために手元に残しておきました。夫が亡くなってからは私が持っています。お金に余裕があるのは良いことだと思います。気持ちがゆっくりします。

熊本地裁判決の後、社会復帰についていろいろ言われましたが、私も夫も、実家に帰る気はありませんでした。実家の方も帰ってくるとは思っていなかったと思います。むしろ帰られたら大変だという思いがあったに違いありません。帰ってもこれまでの経緯を親戚や地域の人たちに話すわけにはいかないはずですから、困るのは解かりきっていました。

いま私の実家の近くに住んでいる人たちは、私のことなど知らないと思います。むかし知っていたにしても、今の私を見て解かる人はいないでしょう。保養園に入所したのは遠い昔のことです。私が保養園に入っているなど、実家の人たちは地域の人たちに隠しこそすれ、教えているはずがありません。親戚の人には、秋田に嫁に行っていると言っていたように思います。尋ねる人には、行方不明だと話していたようにも聞いています。

友人

保養園で年をとって今は独りぼっちのような気がします。夫も亡くなりました。でも、友達が何人かいて何かあると助けてくれます。もちろん、私も友達が困ったときは、できることは何でもしています。友達がいない園での生活など想像もできません。

部屋で寂しいときは電話をかけあって集まり、気兼ねなくお茶を飲んだり世間話をしたりします。園が催すお楽しみ会や旅行などは好きではないので参加しません。気心の知れた友達と、ゆっくり話をしていた方が気持ちが落ち着いて幸せな気持ちになります。みんなが私のそんな性分を知っていて、それにもうこの年ですから、外に出かけようなどと誘ったりしなくなりました。

長く保養園で患者として生きてきたせいで感覚が敏感になっているのか、この人は私を好いてくれている、この人は私を煙たがっているなど、直感的に人の気持ちを感じ取れるような気がします。外の社会から来た人に対しても同じです。この人は私たちの本当の味方だとか、この人は口先だけだとか、そんなふうに人の心を読む癖がついています。あまり良いことではないと思うのですが、長年の習癖ですから止めようにも止められません。病気のために家を追われ、狭い療養所のなかの濃厚な人間関係のなかで生きてきましたから、自然に人の気持ちを真っ直ぐ受けとめてしまうのかもしれません。

そういうことですから、互いに選び合うこともあって、友達として長く付き合える人は多くはいません。ほんの数人です。特に若いころは、毎日の生活のなかの友人関係を、本当の友達として付き合うのか、それとも適当に付き合うのかなどと、夜通し真剣に考えたこともありました。そういうことをちゃんとしておかないと痛い目にあうことがありました。

しかし今日このごろは、年をとって頭が緩くなったせいかもしれませんが、昔のビリビリした気持ちは消えてゆっくりした気持ちになっています。以前よりずっと気持ちが穏やかになって、友達との付き合いも、楽しいときは表裏なく楽しいと思えるようになりました。何も説明しなくてもお互いに解かり合っているという暗黙の了解があるので心が休まるのです。

このごろはたくさんの看護師さんや介護員さんたちが身の回りにいて気遣ってくれますが、ハンセン病を患って辛い思いをした体験をしていないので、私たちの心の底にある思いまでは解かってもらえないと思っています。いくら解かろうとしてもそれは無理な話です。私だけではなく、実家の家族も巻き込んだあの辛さは、同じ体験をした人しか理解できるはずがありません。

そういう意味では、私と同じ思いをしてきている友人たちは、ある意味で家族以上に大事な存在です。愚痴を言って通じ合える人がいることは幸せなことです。今、私が友達だと思っている人がいなくなったら、保養園での生活はとても辛いものになるでしょう。

家族

私にとって家族とは、亡くなった夫、私、そして、夫と私の実家の人たちです。夫の実家の人たちとは、夫の妹とその子供たちです。私の実家の人たちとは、私の姉二人と弟です。

私と、私の実家の家族とは、ずっと付き合いが続いていて何でも相談しあっています。父母は亡くなってもうおりませんが、盆と正月には私は実家に帰ります。夫の実家の家族は、今でも保養園を訪ねてきます。夫と私の実家の家族はお互いの家の結婚式や法事に出席したりしています。でも私たち夫婦は実家同士の寄合には出席していません。私たちが行ったらさぞ困るでしょう。

夫の実家も私の実家も経済的には余裕があった方です。今年もお米を送ってくれました。実家の援助がなかったら私たち夫婦の生活はとても貧しく苦しかったと思います。ただ私の実家の周辺は今でもハンセン病に対する偏見が厳しいところですから、家族は私がハンセン病になったときはきっと困り果てて途方に暮れたと思います。本当にみんなに迷惑をかけっぱなしで心苦しく思っています。その一方で、実家の家族が生活に困っていないということが私の気持ちを少し楽にさせています。

子供のころは親から引き離されたために寂しい思いをしました。でも今になって、昔を振り返ってみると、その時々に自分を合わせて何とか生きたようにも思いますが、ただ不幸だけを引きずっていたわけではありません。幸せだったとは思いませんが、病気のために入った療養所で結婚した夫と共に過ごした日々は、ある部分ではとても恵まれた充実した人生だったと思っています。

解説

ハンセン病療養所とジェンダー──松丘保養園を中心に

福西征子

キーワード　ジェンダー
ハンセン病療養所　強制隔離　ノルウエー方式
国立療養所松丘保養園（北部保養院）
患者作業　断種　優生保護法
無らい県運動　偏見と差別
青森県警察史　青森県議会史

はじめに──ハンセン病療養所における女性の立場

ハンセン病療養所（以下、療養所と略す）は、一般社会にくらべると、はるかに男上位の世界である。男上位と言っても、単純に男性ばかりが大事にされて、女性がないがしろにされているというようなことではない。むしろ日常的には、女性は面倒な議論や重労働に煩わされることのないように、男たちから大事にされ、庇われてきたと言われる。しかしそれでも男上位であることは否めない。

たとえば入所者自治会（療養所に入所している患者・回復者からなる自治組織）や全患協（現全療協。現全国ハンセン病療養所入所者協議会の前身）の役員は、長い療養所の歴史を通して、すべて男性で占められ、入所者主催の催し物の世話人などもおおむね男性が務めてきた。また療養所のなかでは、しばしば幹部職員や職場代表者と入所者とが直接話し合う場が設けられてきたが、そうした席で発言するのは男性ばかりで、女性はまことに静かで言葉を発することをしない。

一方、居住棟や病棟では、男も女も同等の目線で気心が通じる生活をしているにもかかわらず、いったん事があると男たちが寄り合いの中心に坐り、いつの間にか女たちは男たちの後方へ消えていく。家庭のなかでは別の顔があり、女性も負けてばかりではないという話を聞くにしても、公の場で存在を示せないのでは、それは何ほどの意味もないと言わなければならない。

昭和五十三年からおよそ三十五年間にわたって、筆者は四つの療養所、すなわち、大島青松園（高松市）、駿河療養所（御殿場市）、多磨全生園（東京都清瀬市）、松丘保養園（青森市）で、医師あるいは所長として勤務し、入所者の傍らで過ごしたが、いつも、どの療養所でも、前述したような女性の置かれた立場が変わることはなかった。このような様子を見るにつけ、いつのころからか、我が国のハンセン病対策の現場、すなわち、らい予防法（以下、予防法と略す）に基づいた強制隔離が実行されてきた療養所で、どのようにして女性が生き抜いたのかを詳らかにしたいと思うようになった。当初の問題意識は、療養所の女性の日常生活と一般社会のそれとが決定的に異なる点は何かということであった。そこを明らかにできれば、療養所におけるジェンダーの核心を紐解く糸口を見いだせるのではないかと考えていた。

ただいつの時代も、療養所は一般社会の動向からまったく隔絶されて存在していたのではなく、むしろ常に、選別隔離された人々が持ち込むそれぞれの地域の情報に強い影響を受けてきた。したがって療養所の男性上位についても、単に人々の故郷の風習、もっと広くいえば、我が国の旧世代の習慣に倣ったに過ぎないという説も説得力がないわけではない。しかし広範な人権被害を受け続けた療養所における隔離生活を、単純に我が国の療養所の外の一般的な生活に重ねることは難しい。

以下に、これらの考察を踏まえて、松丘保養園に限らず、ハンセン病療養所で生きた女性の人生に影響を与えたと思われる幾つかの問題点をまとめてみた。

いうまでもなくその第一は、ハンセン病に罹患したために隔離生活を余儀なくされたことである。全国津々浦々、無らい県運動が浸透していった時代、逃げ場をなくして療養所に隔離された人々の不幸は、男女ともに言葉に尽くせないものがある。ただ女性の身で不治の病といわれたハンセン病を発病し、家族から引き離され、強制的に療養所に隔離され、見知らぬ人々のなかに置かれ、さらに望まない結婚を強いられるなどの生活は、男性とは異なるストレスと緊張に満ちたものであったに相違ない。

その第二は、隔離施設であった療養所では人や情報の出入りが制限されており、新しい知識や思想に触れる機会が極めて少なかったことである。その結果、昭和二十二年の新民法になってから以後も、明治民法の封建的な家父長制度の下で療養所へ隔離された人々は、旧来の「妻は無能力者」、「妻は夫の所有物」などという考え方を改めることは容易ではなかった。旧民法下では、ハンセン病に罹患した女性は、二重に「無能力者」と定義されたも同然だったため、「女は政治向きのことなどに口を出さず、慎ましく家庭を守っていればよい」という考え方が多勢を占めていたと思われる。

第三は、女性にとって普遍的な意味を持つ出産を否定されたことである。多くの療養所が、ハンセン病根絶の手段として結婚前の男性に断種手術および妊娠した女性の人工中絶を行った。そのため稀な例外を除いて殆んどの女性が、子供を産むことも、「母」になることもなかったから、療養所には子供たちに囲まれた家庭を営む夫婦は皆無であった。一方、日常生活のなかに、「我が子」も、「我が子を産んだ妻」も、そして「父親としての自分」をも見いだすことができなかった男性は、女性（妻）を敬まい、尊敬し、労わる、という習慣を育てることができなかった、あるいは、次第に欠落させていった。

その上、戦後定められた優生保護法が、男女を問わない入所者の不妊手術（断種手術）および女性の妊娠中絶を助長し、また、療養所内における出産や育児環境の整備を怠らせた。

第四は、療養所では男性の数が女性より多かったことである。女性入所者がより長命を保つようになった近年はともかく、昭和四十年代ごろまで、男女の比率は、およそ男三に対して女二の割合であった。このような男性の人数が多い閉ざされた環境のなかで、独身の女性が日常のさまざまな問題、例えば、食料や日用品の調達、患者作業などに関わるいざこざに独力で立ち向かうことは困難であった。療養所でよく耳にした言葉に、「女が結婚しないで生きていくのは難しかった」というものがある。普通の女性は、どのような形にしろ、まず結婚して夫に従い、頼り、守ってもらう方が生きやすかった。

第五は、男性にくらべて、女性は働きがなかったことである。昭和三十年ごろまで、療養所のなかのあらゆる仕事は入所者自身が行っており（患者作業）、なかでも、土木、農業、除雪作業などの力仕事・重労働はすべて男性が担っていた。女性の裁縫、掃除、包帯再生などの作業はどちらかというと軽作業であり、この辺りの事情は、「女たちは庇われていました」という言葉が端的に物語っている。つまり、療養所の女性は、病気で、無能力で、結婚しても子供を産めず、その結果、母親になれず、また、働きのない、少数者であった。問題は、当の女性たちが、これらの「問題」を明晰に認識せず、立ち向かわなかった（できなかった）ことである。女たちは、分断され、問題を共有できず、親身に語り合うこともなく、「女同士で助け合うことはありませんでした」、「女たちの気持ちはバラバラでした」という境遇に甘んじていた。

このようなリアルな男女の力関係のなかで、体力も、働きも、学力も勝る、かつ多数者である男性が中心となって入所者自治会や全療協の組織化を推進していったのは当然の成り行きであった。目下抱えている予防法改廃に対する取り組みの強化が叫ばれているなかで、ジェンダーなどという、男性から見れば「些細な問題」についてエネルギーを割く余裕はなかったのであろう。

ところが、平成に入って早々、にわかに全療協を中心とした予防法改正・廃止運動が具体的に動き始め、平成八年のらい予防法廃止に関する法律、平成十三年のらい予防法違憲国賠訴訟に対する違憲判決、その後の補償法、そして、平成二十年のハンセン病問題の解決の促進に関する法律（基本法）など、これまでの患者隔離を中心としたハンセン病対策が慌ただしく廃止され、隔離されてきた人々の基本的人権の回復・補償・福祉等に関する新法が次々と制定・公布された。

そのため、その後の世間の動き、すなわち、強制隔離政策に対する国の謝罪と名誉回復措置、ハンセン病問題検証会議開催、社会復帰希望者への施策、偏見と差別に対する啓発、療養所の社会化構想等によって療養所全体が多忙に追い込まれ、それに連れて隔離生活を余儀なくされてきた人々の認識も徐々に変化していった。予防法から解放されて新しい人生を生きるには、それぞれの心のなかに存在する旧来のハンセン病に対する偏見と差別、療養生活や家族との関係などを、一つひとつ見直し、整理する必要があった。

熊本地裁判決から七年後、ハンセン病問題の解決の促進に関する法律（基本法）が公布された平成二十年ごろになると、療養所の人々は、それまで「ざる法」といって許容してきた法律二百十四号・

らい予防法によって、いかに生活の隅々まで人権被害を受けてきたかを、具体的に認識するようになっていた。

ただし、先にも述べたように、らい予防法闘争や、らい予防法違憲国賠訴訟など、ハンセン病の歴史を左右する重要な問題は、常に男性主導で行われ、女性が前面に出て関与する余地はなかった。

そのため、当然の帰結として、これまでのハンセン病、あるいは、ハンセン病療養所の歴史は男性によって語られており、今、この時期に至ってもジェンダーに関する問題の多くは語られてはいない。

このたび、思いがけず、かってハンセン病療養所（国立療養所松丘保養園）に強制隔離され、現在もなお同療養所で生活している五人の女性から、その昔、どのようにして人生を切り開いていったか、特に、隔離以前の家庭や学校での生活、療養所へ入ったころ、学校生活、成人するまでの日々、結婚、患者作業、予防法廃止と熊本地裁判決以後の心境、さらに、園内外の家族に対する思い、また、社会復帰したことのある女性や子供を産み育てた女性には、それらについての経験などについても、詳らかに語ってもらう機会に恵まれた。

これらの女性の聞き取りをしたことで、長年の課題であった療養所の歴史のなかのジェンダーについて、特に、どのような理由によって療養所の女性の社会的立場が決定されていったのかを紐解くヒントを得ることができたように思われる。

国立療養所松丘保養園は、北海道と東北六県のハンセン病対策のために設立され、入所者は北海道と東北地方の、それも農家出身者が多くを占めている。よく知られたことであるが、大都市への人口流出が顕著になったつい近年まで、東北地方の農家は一家に複数の家族が同居する大家族が多く、家父長の意見が重んじられてきた。この封建的な家父長制が強かった農家の気風、習慣、伝統は、保養園の療養生活に濃厚に投影され、入所者の日々の生活に大きな影響を与えてきた。したがって、保養園の女性問題は、東北地方の女性たち、ひいては、今も根強く残っている男性上位の社会に生きる女性たちが抱えてきた問題とパラレルな関係にあるものと思われる。

若干の解説を加えるにあたって

五人の女性から聞き取りした『ハンセン病療養所に生きた女たち』の趣旨は、我が国の「北方らい」対策の拠点となった連合立北部保養院（現国立療養所松丘保養園）の入所者たちの隔離生活のありさまを通して、療養所の女性患者が置かれた社会的立場・ジェンダーについて考察することである。

ただ、この問題の理解には、偏見と差別、内外のハンセン病対策の変遷、ハンセン病療養所設立当初の時代背景などについて若干の予備知識があった方がよいと思われるため、以下に記す八項目について若干の解説を記した。

・ハンセン病の偏見と差別

・世界のハンセン病およびその対策
・我が国のハンセン病とその対策
・連合立北部保養院（現国立松丘保養園）の成立までの経緯
・松丘保養園における女性入所者のありさま
・結婚
・断種手術
・暫定退所と無らい県運動と社会復帰

なお本稿中、北部保養院（松丘保養園）の「入園者」や「入所者」という語を、「在園（患）者」とした方が文意が通りやすい場合はそのように用字した。

「らい」「らい療養所」は可能な限り、「ハンセン病」「ハンセン病療養所」に置き換えて用字した。

さらに、時代によって「北部保養院」と「松丘保養園」を使い分けた。

ハンセン病の偏見と差別

近年、ハンセン病が「らい菌」感染による慢性感染症であり、感染しても発病することは極めて稀で、仮に発病しても適切な診断と治療によって治癒する病気であることが市民的レベルで理解されるようになった。

しかし地域によってはハンセン病に対する差別や偏見が根強く残っており、「らいまき」、「らいまけ」などの家筋や血筋に関連した差別用語が隠然と囁かれている。近代医学の進歩によって早期診断・早期治療をすれば、後遺症なく治癒するようになった昨今でもそれは変わっていない。

その理由として、我が国では、強制隔離を中心としたハンセン病対策が平成八年（一九九六）まで行われていたこと、戦前および戦後の無らい県運動によってハンセン病が感染力の強い不治の伝染病であると喧伝されたこと、特に、末梢知覚神経障害に起因する顔や四肢の後遺症が人々の恐怖心を誘ったこと、一つの家族から世代を超えた複数の患者が出る場合があること（家族内感染）、また、感染してから発症までの潜伏期間が長いため、いつ、どこで、どのような感染経路で、らい菌に感染したか解かり難いことなどが挙げられている。

恐らくこれら全てが、世代から世代へと言い継がれ、記憶されていったことが、今もなおハンセン病に対する偏見と差別がなくならない要因になっていると考えられる。

世界のハンセン病およびその対策

世界保健機構によると、一時、三千万人ともいわれた世界のハンセン病患者数は、一九八五年（昭和六十）には一千万人余りとなり、そのうち登録患者（ハンセン病と診断されて治療を受けている患者）はおよそ五百万人であった。しかし一九八二年（昭和五十七）ごろから始まった三者併用療法の治療効果によって患者数は激減し、二〇〇〇年（平成十二）の登録患者数は六十万人を割り、現在では二十万人とも三十万人ともいわれるまで減少した。

ハンセン病の最も旧い記述は、紀元前のエジプトの古文書やインドの医学書に見られるという。ヨーロッパでは中世初期に見られるようになり、四世紀以降から蔓延し、十一世紀から十二世紀にかけて流行した。しかし十四世紀にはヨーロッパでの流行は次第に落ち着き、ハンセン病患者数は減少した。アメリカ大陸には十六世紀ごろにハンセン病がもたらされ、十八世紀には北米に、十九世紀には太平洋諸国に広がっていった（「ハンセン病　10歴史　中世ヨーロッパでの流行　世界への拡大」『フリー百科事典ウィキペディア日本版』二〇一六年四月二十三日（土）一五・〇九UTC）。

十九世紀後半にハンセン病が流行した北欧のノルウエーでは、ノルウエー方式（後述）といわれる隔離政策が行われ、その結果、一八九六年（明治二十九）にはハンセン病の新発患者は零になったといわれている。一方、この一八九六年は、ドイツのメーメル地方において二十人余りのハンセン病患者が発見されて大問題になった年であり、翌一八九七年（明治三十）に、ドイツ・ベルリンで第一回国際らい会議が開催された（土肥慶蔵出席）。

この第一回国際らい会議は、それまで病因が明らかでなかったハンセン病を、らい菌感染による伝染病（感染症）であると確認した上で、当時の知見に基づいてハンセン病の疫学や予防方法を以下のように要約した。

① らいは、らい菌による伝染病である。

② らいは人類特有の伝染病である。らい菌の人体への侵入経路は不明だが、その侵入門戸は、恐らく口腔および鼻粘膜である。

③ らいは伝染病であり、遺伝性はない。らい患者の存在は周囲に対して潜在的な脅威であり、この脅威は親密な交際や劣悪な生活条件などによってさらに大きくなる。

④ 今日までのところ、らいは不治の病である。らいが蔓延している地方では、らい患者を隔離することが望ましい。ノルウエー方式の成果を見れば、らいの蔓延がある場合は、法律によって患者隔離が行われるべきである。

このノルウエー方式は、病状が悪い患者は隔離し、軽快患者は帰宅させるというもので、ハワイのモロカイ島などで行われていた療養所に終生隔離する絶対隔離と区別して、相対隔離と呼ばれている。

一九〇九年（明治四十二）、ノルウエー・ベルゲンで開催された第二回国際らい会議（北里柴三郎出席）の内容は、おおむね第一回会議を踏襲しているが、特に、らい菌は感染力が弱いこと、患者の家庭内隔離を良しとする一方で、らい患者を親に持つ子供は親から離す必要があることなどが議論された。

一九二三年（大正十二）、フランス・ストラスブルグで開催された第三回国際らい会議（光田健輔出席）

では、ハンセン病が蔓延していない国の患者隔離は、本人の承諾の上で行い、家族に近いところで療養すべきであり、強制隔離方式は望ましくないとした。ただし放浪患者や貧困の患者の隔離は否定していない。

我が国のハンセン病とその対策

らい実数調査と法律第十一号・らい予防に関する件

明治三十三年（一九〇〇）に内務省（現厚生労働省）が実施した第一回らい実数調査では、我が国のハンセン病患者数は三万三百五十九人であった。同三十九年（一九〇六）の第二回らい実数調査の患者総数では二万三千八百十五人、後年の大正八年（一九一九）のらい一斉調査では一万六千二百六十一人であった。当時の人口が二千万人余りであったことを考えると、当時の我が国は世界でも有数のハンセン病蔓延国の一つであった。

富国強兵・殖産興業を唱えて中央集権化を進める明治政府にとって、これら二万とも三万ともいわれたハンセン病患者の存在は、我が国の後進性を示すものであり、無視できないものであった。

そのため、日清戦争（明治二十七年七月〜同二十八年三月）と日露戦争（明治三十七年二月〜同三十八年九月）を挟んだ戦後処理のなか、政府は、斉藤寿雄、山根正次、土肥慶蔵、渋沢栄一、北里柴三郎、福沢諭吉など、政、官、経、医などの各界著名人の動向を見すえつつ、ハンセン病対策を策定していった。

明治四十年（一九〇七）三月十九日、放浪らい患者収容を趣旨とした法律第十一号・らい予防に関する件が、また、同七月二十日に、内務省令第十九号・らい予防に関する法律施行細則が、さらに、同七月二十二日には、道府県らい患者療養所設置区域を第一区から第五区に分け、全国五か所に療養所を設置することを定めた内務省令第二十号が公布され、療養所経費は道府県負担、但し、沖縄県、伊豆七島、小笠原は国庫負担とした。第一区から第五区の各療養所の名称とそれぞれの担当道府県を以下に記す。

第一区　全生病院
　東京、神奈川、埼玉、千葉、茨城、群馬、新潟、山梨、長野、静岡、愛知

第二区　北部保養院
　北海道、青森、岩手、秋田、山形、宮城、福島

第三区　外島保養院
　京都、大阪、兵庫、奈良、和歌山、三重、岐阜、滋賀、富山、石川、福井、鳥取

第四区　大島療養所
　島根、山口、広島、岡山、香川、愛媛、高知、徳島

第五区　九州療養所

長崎、佐賀、福岡、熊本、大分、宮崎、鹿児島
これら療養所の設立地は、第一区は東京府（都）、第二区は青森県、第三区は大阪府、第四区は香川県、第五区は熊本県と定められた。

これより先、明治三十二年（一八九九）三月に、光田健輔が東京養育病院（渋沢栄一院長）に回春病室を設けてハンセン病患者の隔離を開始し、同六月には、伝染病研究所々長北里柴三郎の主導で目黒慰廃園を病院化し、伝染病研究所に集まるハンセン病患者の救護所とした。院長は北島剛三、高野六郎、および、後に北部保養院の初代院長になる中条資俊などが嘱託医として務めた。

なお上記五つの公立らい療養所は、昭和十六年（一九四一）に国立に移管され、第一区全生病院は国立療養所多磨全生園、第二区北部保養院は国立療養所松丘保養園、第三区外島保養院は国立療養所邑久光明園、第四区大島療養所は国立療養所大島青松園、第五区九州療養所は国立療養所菊池恵楓園と改称された。その後、収容患者の増加に伴い、現在は、これら五施設を含めて全国に十三の国立療養所が設立・運営されている。

日露戦争の戦後処理とハンセン病療養所設立の延期

当初、内務省は必要に応じて各府県ごとに救護所を設け、府県費をもって支弁することを考えていた。しかし、その後、収容患者の精神的打撃を軽減し、かつ、地方公費の負担を押さえるために、療

養所設置数を全国数か所に絞って設立することになった。経費については、全額国庫負担とせず、当初の建築費と初度調弁費の二分の一、および、経常費の六分の一を国庫負担とすることとした。

しかし、明治三十八年（一九〇五）九月、日清戦争の八倍強の戦死者を出して終結した日露戦争は、我が国の青年労働力を奪い、また、日用必需品が高騰するなど、経済的な危機を招いた。そのため、当面、中央政府のみならず地方自治体もまた、公衆衛生方面の新事業に費やす財政的余裕はなく、その結果、明治四十年（一九〇七）に設立される予定だった公立ハンセン病療養所は明治四十二年（一九〇九）まで延期されることになった。

青森県議会における議論

明治三十五年（一九〇二）の青森県は大凶作であり、また同三十八年（一九〇五）は福島県や宮城県が大飢饉に見舞われた。それにもかかわらず、明治三十七年（一九〇四）の第六回青森県議会では、日露戦争に向けた軍備調達や緊縮財政の対応に追われていたのか、表だった飢饉対策は議論されていない。

明治三十九年（一九〇六）になると、日露戦争集結の戦後処理の影響を受けつつも、青森県議会は平静を取り戻し、県の将来を問う問題を多岐にわたって議論している。そのなかの衛生・病院費部会の質疑で、「（青森県の）衛生技師はどんな人を雇入れるか」という質問に対して、中代路事務官が「衛生技師は、伝染病研究所で研究を積んだ医師を派遣してくれるよう、北里柴三郎先生に依頼している」と答弁している。その後、明治四十年（一九〇七）二月に、東京の伝染病研究所から、後に北部保養院初代院長になる中条資俊が青森県衛生技師として出張している。

明治四十年（一九〇七）の第九回青森県議会の衛生及び病院部会で、らい予防に関する件（法律第十一号）の公布に関連して、「らい療養所設立に関する問題」が議論された。当時の青森県議会のハンセン病対策に対する考え方を理解するため、以下にその質疑を記す。

白鳥鴻彰　らい患者はどのくらい収容するのか。

吉留事務官　本県に設置するのは第二区で、東北六県と北海道を包含する。患者は百人を予想しているが、設置場所は詮議中である。

白鳥鴻彰　いつから収容するか。

吉留事務官　収容期日は、明治四十一年四月一日である。参考までに述べるが、患者に慰安を与え、進んで入院をするようにと娯楽室も設ける。

白鳥鴻彰　百人は直ちに収容できようが、収容患者は希望者に限るのか、また薬科はどうなるのか。

吉留事務官　百人は概算で、収容患者は、浮浪の徒や扶養義務者のないものを選ぶが、先頃第二区で調査したところ、八十七人あったと憶えている。もっとも将来は患者も増加するだろうし、

太田清橘　政府からも漸次増築するように命令がある。各県の分担金は、北海道一二、〇六五円、宮城県九、七六八円、福島県一四、二二七円、岩手県七、八八二円、山形県一〇、九四一円、秋田県一〇、二四一円、本県は七、一八七円、合計七二、三〇四円である。

吉留事務官　説明によると浮浪の徒ばかり収容し、家族や財産のあるものには手をつけぬようだが、四方にあるらい患者に対しては取り締まり法がないのか。

法律に該当するほかこれという規定がない。政府も暫時拡張の方針をとり広く患者を救護するものと想像するが、おそらく遠い将来のことであろう。将来は知らず、現在は、希望者でも規定にあわぬものは収容しない。

（『青森県議会史（自昭和二十四年至昭和四十五年）』九十八頁）

なお、この頃、国内の一部ハンセン病療養所設立予定地域では住民による設置反対運動が行われているが、青森県ではそのようなことはなく、以下に記した明治四十年の第十一回青森県議会・衛生及び病院部会における質疑に見られるように、ハンセン病療養所設置に関する予算示達の遅れに対する懸念が窺われる。

太田清橘　らい療養所は政府が施行を約束したため、四十一年度予算は繰り延べされたが、四十二年度もまた政府がさらにに猶予するようなことはないのか。

永田事務官　政府は一カ年だけの猶予であって、四十二年度には必ず実現することと承知している。

（『青森県議会史（自昭和二十四年至昭和四十五年）』九七三頁）

連合立北部保養院の成立

青森県警察史に見る北部保養院の開設

北海道・東北六県連合立北部保養院の開設が決まった明治四十二年（一九〇九）に、青森県令第十七号（明治四十二年四月一日）北部保養院職務規程、同第二十一号（同四月二十二日）らい患者救護取扱手続、同第三十号（同四月二十二日）らい予防施行手続が定められ、青森県内における法律第十一号施行の手続、療養所運営の職務内容などの手順が具体的に策定されていった。

北部保養院の設置場所は、青森県令武田千代三郎による告示第百十五号によって、「第二区らい療養所を北部保養院と称し、その仮収容所を青森県東津軽郡油川村大字油川に設置し、明治四十二年四月一日よりこれを開始す」と告示された。

ただ、県令第二十一号・らい患者救護取扱手続の第五条および同第七条に、「検診請求書は、所轄警察官署を経由すべし」、「らい患者たりし疑いあるときは、当該吏員は、死体および家屋その他に対し、さらに相当の消毒方法を施行せしむ」と記され、また、青森県警察部長が北部保養院初代および第二代院長を兼務したことから、保養院の患者収容業務は、浮浪らい取り締まり・らい蔓延防止を目的とした警察所管として地域社会の人々に記憶されていった。これについては、医師としての北部保養院初代院長に中条資俊が就任した後も変わらなかった。

青森県警察史は、北部保養院における警察部の役割について以下のように記している。

「明治四十二年に……まず仮収容所が油川村大字油川字柳川三六番地に置かれ、同年四月一日から北部保養院として開院し、同月十五日、患者一人を収容した。初代院長は永田亀作警察部長が兼務し、五月から大味久五郎警察部長が二代院長を兼務した。この間、新城村大字石江字平山十九番地に病舎や事務所の建築にかかり、完成を待って十一月一日に移転をした。

明治四十二年四月二十二日県訓令第三十号で、らい予防法施行手続を示したが、この規定は全条ほとんど警察官署の取り扱い事務を定めたもので、患者の住居移転時の通報、患者発見、救護、消毒などの措置方法が示されている。

患者の北部保養院への護送は警察の仕事とされ、護送要領および心得なども定められた。当初のらい療養所は浮浪らい患者を主に収容していたので……非行対策も大きな問題で、取り締まりや一般収容事務まで警察が担当したことは、警察官でなければ処置が万全ではなかったためである。

院務は知事の指揮監督下に置かれたが、実質的には警察部が院内の諸事務を担当し、書記（事務局長）には警部、警部補が派遣されることが多かった。毎年の分担金および設備改善費は一道六県の警察部長会議において決定され、年度予算は青森県議会に付議された……」（青森県警察本部編『青森県警察史』上巻、七六九頁）。

これと重複する記事が明治四十二年の北部保養院年報に見られる。すなわち当時の北部保養院の患者収容業務は、青森県警察部を駆使した浮浪患者取り締まりとして認識され、これには中条資俊が医師としての初代院長に就任した後も大きな変化はなかった。時代的に見れば、警察部長も衛生局長も同じ内務省に所属し、内務大臣に任免権があったことを思えば、院長が、警察部から衛生部出身へ変わることとは、格好の院長候補としての医師が見つかるか否かにかかった問題に過ぎず、格別の違和感はなかったのであろう。

明治四十二年の北部保養院職員の内訳は、院長一、医長一、医員二、薬剤師一、書記一、雇員一、看護人三、看護師二、門衛二、計十四人であったが、このうち、院長、書記（事務局長）、雇員（事務官）は、警察官によって占められていた。

北部保養院入所者の生活

我が国の北方らいの砦として、青森県に第二区らい療養所を開設することは、明治三十九年（一九〇六）三月の第二十一回帝国議会衆議院での山根正次の発言、および、北海道の患者を迎え入れる地理的要因などを考えると、極めて自然の成り行きであった。

北部保養院開設初度年報によると、油川村の収容所仮設にしても、新城村の隔離病舎新築にしても、地域住民の反対運動があった形跡はない。仮に反対意見があったとしても、当時の青森県の世相として、県警察部が全力を挙げて推進している事業に介入することは難しかったと思われる。それよりもむしろ、国家予算を伴うハンセン病療養所を誘致した方が、経済力の弱い地域の活性化を期待できる魅力があった。当時の青森県のらい患者に対する偏見や差別は、他県のそれに勝るとも劣らなかったが、当面それはさておいて、経済効果に対する期待が先行していた。

新城村の隔離病舎（現在地）へ移転するまで、油川村と新城村の双方が誘致に動いた形跡がある。ただ、油川村は青森県の米の検査事務所が置かれるなど、県経済の要衝となりつつあったから、伝染性の患者を収容する療養所を置くには問題があった。その点、新城村は、油川村より奥地にあり、民家の少ない山林地域ではあるが、青森駅や青森港に近く、東北六県および北海道からの移送患者の受け入れが容易であった。

ただ、当時の我が国の多くの地域がそうであったように、開院当時の北部保養院は、水道も電気もなく、トイレは汲み取り式で、医薬品や衣服、事務用品、食料品など、すべての物資が不足し、さらに、蚊や蠅、ブヨなどの格好の生息地であった。加えて、日露戦争直後の財政難のもと、療養所経営は極端な低予算に押さえられていたため、収容された患者の日常生活は、すべて患者自身の労働で支えなければならず（患者作業）、冬期の積雪や寒さとの戦いも凄まじいものがあった。

明治四十三年（一九一〇）の北部保養院年報に記された患者作業は、農作、工作、洗濯、裁縫、炊事、看病、風呂場の処置、掃除、火葬、糞尿汲み取りなどである。これらの作業のうち、重労働は男性患者が担い、女性は、裁縫、看病、掃除など、男性の作業にくらべると軽作業を受け持っていた。すなわち、男性は肉体労働をはじめとした外働きを、女性は家庭内の内働きをというものであり、当時の一般的な男女の労働の棲み分けと似た構造であった。

ただ、日々の療養生活を生き抜くために必要なすべての作業を患者自身が行わなければならなかったため、作業をおざなりにすると自分自身の首を絞めることにつながった。

例えば、炊事の作業は、あらかじめ、水の確保、薪割り、竈の火付けなど、一連の準備が必要であり、また、調理後は、食物を生活舎まで運搬し、配膳しなければならない。これらすべてを円滑に行って初めて、すべての患者に食事が配分されるのである。そういう意味では、すべての作業が重労働であった。

患者作業によって病気が悪化することが解かっていても、作業をしなければ療養所生活が成り立たない仕組みになっていたため、手抜きはできなかった。

以下に、保養院開院当時の年報による「患者日常の状態」について記す。家庭菜園や音楽を友に、三度の食事が与えられる静かな療養生活のように記載されているが、実際には自らの療養生活を支えるための患者作業、例えば、重症患者の世話、畑仕事、開墾、除雪、水汲み、燃料用薪拾い、下水掃除などの重労働を強いられていたと言われている。

患者日常の状態

①食事

飯糧は、米六分に麦四分の割合で、一日一人四合五勺の外に、副食物が毎日給付された。患者の中で健康な者四名ないし五名（女患者を除く）が交代で炊事に従事し、食べ物はその都度各舎へ運搬し、一定の時間に団らんの間で（家族のように）一緒に食事をした。

②入浴

風呂釜が一つしかなかったので、男女の患者が交代で、治療を受ける前に毎日一回入浴した。火の当番や風呂場の始末は、患者の内、比較的軽症の男性が当番性で受け持った。

③娯楽

家族舎の庭園に樹や草花を植え、舎内では、将棋、尺八、雑誌などを備えて退屈を凌ぎ、夜間は俗謡、講談、浄瑠璃などの芸事で時を過ごし、小鳥なども飼って可愛がった。

④治療

記録によれば（医薬品や医師不足のため十分な治療はできなかったが）、ハンセン病による末梢知覚神経障害に伴うさまざまな病状に対症療法を行った。

⑤作業

明治四十二年（一九〇九）はまだ架設作業場だったため、男性患者は草履（ぞうり）、草鞋（わらじ）などの藁（わら）細工を、女性患者は裁縫、洗濯などをしていたにすぎないが、明治四十三年（一九一〇）になると本格的な患者作業が行われるようになった。

松丘保養園における女性入所者のありさま

保養園年度末の男女別在園（患）者数および年度別死亡者数

まず表1に、北部保養院として開所した明治四十二年（一九〇九）から平成二十六年（二〇一四）までの保養園の年度末在園（患）者数を男女別に記した（ただし確かな男女別在園患者数の年度末統計がない明治四十二年（一九〇九）から昭和十五年（一九四〇）までは男女の合計数のみを記した）。また表2は、それぞれの年度内の男女別死亡（患）者数およびその累計を記した。

表1　松丘保養園創立以来の年度末在園（患）者数

年度	年度末入所（患）者数				年度	年度末入所（患）者数			
	男（人）	女（人）	男女計（人）	女／男女計（%）		男（人）	女（人）	男女計（人）	女／男女計（%）
明治42			53		昭和37	395	299	694	43.1
43			88		38	393	289	682	42.4
44			93		39	396	282	678	42.6
大正元			94		40	393	279	672	41.5
2			90		41	380	280	660	42.4
3			100		42	374	280	654	42.8
4			90		43	361	269	630	42.7
5			90		44	352	259	611	42.4
6			107		45	342	250	592	42.2
7			110		46	333	248	581	42.7
8			109		47	326	244	570	42.9
9			108		48	323	243	566	42.9
10			128		49	317	239	556	43.0
11			146		50	316	239	555	43.0
12			159		51	309	232	541	42.9
13			153		52	302	229	531	43.1
14			158		53	292	226	518	43.6
昭和元			158		54	281	225	506	44.5
2			158		55	272	221	493	44.8
3			160		56	264	221	485	45.6
4			216		57	255	216	471	45.9
5			221		58	251	216	467	46.3
6			296		59	239	215	454	47.4
7			356		60	229	209	438	47.7
8			378		61	220	207	427	48.5
9			489		62	209	202	411	49.1
10			520		63	200	195	395	49.4
11			510		平成元	193	193	386	50.0
12			533		2	189	192	381	50.4
13			533		3	183	186	369	50.4
14			501		4	176	184	360	51.1
15			502		5	156	178	334	53.3
16	456	251	707	35.5	6	151	173	324	53.4
17	549	275	824	33.4	7	142	165	307	53.7
18	540	272	812	33.5	8	140	158	298	53.0
19	510	269	779	34.5	9	133	150	283	53.0
20	429	241	670	36.0	10	128	144	272	52.9
21	376	222	598	37.1	11	119	133	252	52.8
22	352	227	579	39.2	12	111	129	240	53.8
23	368	239	607	39.4	13	107	123	230	53.5
24	358	240	598	40.1	14	88	117	205	57.0
25	369	247	616	40.1	15	83	108	191	56.5
26	383	254	637	39.9	16	78	99	177	55.9
27	395	272	667	40.8	17	73	89	162	54.9
28	412	279	691	40.3	18	68	84	152	55.3
29	415	283	698	40.5	19	68	79	147	53.7
30	422	289	711	40.6	20	64	79	143	55.2
31	420	299	719	41.6	21	58	73	131	55.7
32	420	304	724	42.0	22	58	70	128	54.7
33	415	306	721	42.4	23	54	65	119	54.6
34	415	307	722	42.5	24	52	62	114	54.7
35	407	309	716	43.1	25	50	60	110	54.5
36	394	306	700	43.7	26	41	55	96	57.3

注）国立療養所松丘保養園福祉室調べ。

表2　松丘保養園創立以来の年度別死亡（患）者数

年度	年度別死亡（患）者数			
	男（人）	女（人）	男女計（人）	累計（人）
明治42	8	0	8	8
43	13	4	17	25
44	8	4	12	37
大正元	7	4	11	48
2	13	4	17	65
3	2	2	4	69
4	4	1	5	74
5	4	0	4	78
6	2	4	6	84
7	4	0	4	88
8	6	3	9	97
9	8	3	11	108
10	8	3	11	119
11	7	1	8	127
12	10	7	17	144
13	13	4	17	161
14	7	4	11	172
昭和元	9	3	12	184
2	11	4	15	199
3	9	5	14	213
4	7	5	12	225
5	10	8	18	243
6	15	5	20	263
7	7	8	15	278
8	31	8	39	317
9	25	5	30	347
10	21	11	32	379
11	22	19	41	420
12	22	14	36	456
13	26	10	36	492
14	20	10	30	522
15	22	10	32	554
16	26	4	30	584
17	45	24	69	653
18	44	16	60	713
19	51	9	60	773
20	61	26	87	860
21	19	8	27	887
22	28	6	34	921
23	16	9	25	946
24	17	3	20	966
25	7	2	9	975
26	2	4	6	981
27	9	5	14	995
28	2	4	6	1,001
29	6	5	11	1,012
30	6	1	7	1,019
31	4	0	4	1,023
32	7	3	10	1,033
33	10	3	13	1,046
34	7	4	11	1,057
35	7	3	10	1,067
36	5	4	9	1,076
37	3	4	7	1,083
昭和38	3	4	7	1,090
39	2	5	7	1,097
40	5	3	8	1,105
41	8	2	10	1,115
42	3	1	4	1,119
43	9	9	18	1,137
44	5	2	7	1,144
45	9	1	10	1,154
46	7	2	9	1,163
47	4	3	7	1,170
48	5	1	6	1,176
49	5	3	8	1,184
50	4	1	5	1,189
51	6	5	11	1,200
52	7	5	12	1,212
53	11	4	15	1,227
54	13	1	14	1,241
55	7	7	14	1,255
56	9	0	9	1,264
57	10	3	13	1,277
58	6	4	10	1,287
59	12	2	14	1,301
60	9	4	13	1,314
61	9	3	12	1,326
62	11	5	16	1,342
63	9	7	16	1,358
累計	951	407	1,358	
平成元	7	2	9	1,367
2	4	2	6	1,373
3	8	6	14	1,387
4	8	3	11	1,398
5	22	7	29	1,427
6	7	5	12	1,439
7	9	8	17	1,456
8	2	6	8	1,464
9	8	8	16	1,480
10	6	7	13	1,493
11	8	10	18	1,511
12	8	4	12	1,523
13	4	6	10	1,533
14	10	5	15	1,548
15	4	7	11	1,559
16	5	9	14	1,573
17	4	10	14	1,587
18	5	5	10	1,597
19	0	5	5	1,602
20	4	0	4	1,606
21	6	6	12	1,618
22	1	3	4	1,622
23	4	5	9	1,631
24	2	3	5	1,636
25	2	2	4	1,640
26	7	3	10	1,650
累計	1,106	554	1,650	

注）国立療養所松丘保養園福祉室調べ。

これらの表から、保養園在園者数の動向を読み取ることができる。

例えば、明治四十二年度の死亡者数は、男八人、女は零であった。この年度末の在園者数は五十三人、明治四十三年度の死亡者数は、男十三人、女四人、併せて十七人、年度末の在園者数は八十八人、明治四十四年度の死亡者数は、男八人、女四人、併せて十二人で、年度末在園者数は九十三人であった。（逃走患者などもいたため）大方の目安でしかないが、これら死亡者数と年度末在園者数を併せた人数がその年度の総在園者数である。すなわち、明治四十二年度の総在園者数は六十一人、明治四十三年度は百五人、明治四十四年度は百五人となる。

先に記したように、年度末在園者数は、明治四十二年度末の五十三人を皮切りに、一時的に数が減少した昭和十四年度と十五年度（この両年は丹毒の大流行があり、また、中条資俊院長の新薬TRの実験がさかんに行われていた）を除くと、年々増加し、昭和十七年度末には八百二十四人が計上されている。特に、法律五十八号・（旧）らい予防法が公布された昭和六年度、および、北部保養院が国立に移管されて国立療養所松丘保養園となった昭和十六年度に著しく増加している（この昭和十六年（一九四一）は大東亜戦争開戦の年でもあった）。

ところが終戦間近の昭和十八年度から再び年度末在園者数の減少が始まり、終戦後の昭和二十二年度まで続いている。昭和十八年度の減少は、昭和十六年度から強化された、保養園の食料事情等を度外視した刈り込み（強制隔離）によって、急増した在園者が栄養不良に陥るなどして死亡者が相次いだことによる。一方、昭和十九年度から昭和二十二年度までの在園者の減少は、終戦前後の社会の混乱のなかで、隔離収容が機能不全に陥ったことに加えて、保養園の医療、衛生、食料などの諸事情が極端に悪化したことによる。昭和十七年度から二十二年度までのそれぞれの年間死亡者数は、六十九人、六十人、六十人、八十七人、二十七人、三十四人で、多い年は一か月に七、八人が死亡していることになる。

その後、昭和二十八年（一九五三）の法律二百十四号・(新)らい予防法公布や、新薬プロミンの登場による戦後の第二次無らい県運動の推進などによって新入所者が増えたことから、再び年度末在園者数が増加し、昭和三十五年度末には七百十六人を数えるに至った。しかし昭和三十六年度以降になると在園者数は減る一方で、平成二十六年度末の在園者は九十六人まで減少した。

在園者数の減少については、ハンセン病の化学療法、特に三者併用療法の登場によってハンセン病が治癒するようになったこと、国内の衛生状態や人々の栄養状態が改善されるにつれてハンセン病新発症者が激減したこと、その結果、新入所者が減少して、在園者の高齢化が進行したことが、その理由として挙げられている。

ちなみに、統計上、明治四十二年度から平成二十六年度までの保養園の物故者は千六百五十人である。

年度末在園（患）者数の男女差

普通、ハンセン病は、男三に対して女が二という割合で発症するといわれている。松丘保養園の場合は、明治四十二年度から平成二十六年度までの男性物故者（死亡者）累計は一千百六人、女性物故者累計は五百五十四人で、女性の物故者は男性物故者の半数である（表2）。これら物故者累計のそれぞれに、平成二十六年度末の男性在園者四十一人と女性在園者五十五人（表1）を足すと、明治四十二年（一九〇九）以来の男性保養園総在園者は、統計上、一千百四十七人、女性総在園者は六百九人となる（社会復帰者や逃走患者の統計的処理は行っていない）。すなわち明治四十二年以降に在園した保養園総入所者の男女比は、およそ男三・七に対して女二である。

一方、年度末在園者の男女別統計が記録されるようになった昭和十六年度の男性在園者数は四百五十六人、女性在園者数は二百五十一人で、およそ男三・六に対して女二の割合で、明治四十二年以降に在園した保養園総入所者の男女比とほぼ同じである。しかし昭和十七年度、同十八年度、および同十九年度こそ女性在園者が若干減少しているものの、以後、年々、女性の占める割合が増加し、平成元年度末になると男女同数となり、以後は女性在園者数が男性のそれを上回っていく（表1）。

これは年度別死亡者数の統計によっても裏付けられ、男性在園者の死亡数および死亡率は、おおむね女性のそれよりも高い数字を示す（表2）。たとえば昭和十六年の男性在園者の死亡数は二十六人で、これは同年度末における男性在園者数三百八十三人の約六・八％に当たる。一方、女性の場合、昭和十六年の死亡数は四人で、同年度末女性在園者数二百五十四人の約一・六％である。すなわち男性は女性よりハンセン病発症者も多いが、死亡者も多いということがいえる。

男性在園者の死亡数が多い理由として、入所時の病状の重さや、その後の療養生活の態度（飲酒など）などを理由に挙げる向きがあるが、患者作業が重労働であったことを無視することはできない。顔や手足に（ハンセン病の症状である）末梢知覚神経障害を持ちながらの外働きは足底潰瘍などを発症しやすく、また季節によっては、脱水症、凍傷などが重症化し、ときには死に至ることもあった。さらにこのような重労働に加え、慢性的な食料不足から、患者の多くは栄養状態・抵抗力・免疫力が低下していた。そのため結核などの慢性感染症を併発すると回復は難しかった。

しかし、いずれにしても昭和の最後の年までは、どの年度も男性在園者の数が女性のそれを上回っており、女性は少数者であった。先にも述べたように、男性と女性の数がそれぞれ百九十三人の同数になったのは、在園者総数が三百八十六人まで減少し、高齢化が顕わになった平成元年（一九八九）であった。

表3に、昭和五十八年（一九八三）以降の年次別・男女別在園者数とその平均年齢を記した（昭和五十八年以前の平均年齢は確たる統計がないため省略した）。表1は年度末調べ、表3は年度初め調べのため、表1の平成元年度末の在園者数とは、表3の平成二年（一九九〇）四月一日の前日（平成二年三月三十一日）の在園者数を示したものである。

表3によると、平成二年（一九九〇）四月一日の在園者の男女別平均年齢は、男性六十六・八歳、女性六八・〇歳で、男性より女性の方が長命である。その後、高齢化が進むにつれて女性在園者数が男性よりも上回る逆転現象が常態化し、平均年齢も女性上位で差が開いていった。

平成二十七年（二〇一五）四月一日には、在園者総数は九十六人まで減少し、そのうち男性は四十一人、女性は五十五人となったが、平均年齢は、男性八十二・二歳、女性八十五・二歳で、保養園は超高齢化の時代を迎えた。

患者作業の男女差

患者作業は保養園創立当初から行われており、職員が少なかった当時、患者の療養生活を患者自身の労働で維持することが目的であった。その作業内容は多岐にわたっており生活の隅々にまで及んだ。昭和二年（一九二七）の北部保養院年報に患者作業の内容が記されているので以下に記す。

当時の患者作業の種類は、工作（土木含む）、洗濯、裁縫、炊事、看護、浴場清掃、掃除、火葬、理髪、水汲み、火取り、公園掃除、買い物、図書管理、便所掃除などであった（表4）。

これら患者作業のうち、男性入所者は、工作、洗濯、炊事、看護、浴場清掃、掃除、火葬、水汲み、火取り、公園掃除、図書管理、便所掃除などの外働きを含む重労働を受け持っており、女性入所者は、主として内働きの裁縫・針仕事、さらに、看護、掃除、理髪、買い物などの一部を受け持っていた。

表3　松丘保養園男女別在園者数と平均年齢

年	月日	在園者数および平均年齢					
		男		女		男女計	
		人数	平均年齢	人数	平均年齢	人数	平均年齢
昭和58	4.1	255		216		471	62.2
	8.1	252		219		471	62.5
59	2.1	252	62.7	216	63.0	468	62.8
60	2.1	243		215		458	63.7
61	5.1						64.8
62	4.1	220	64.6	207	65.5	427	65.0
63	4.1	209	65.4	202	66.7	411	66.0
平成元	4.1	200	66.0	195	67.2	395	66.6
2	4.1	193	66.8	193	68.0	386	67.4
3	4.1	189	67.5	192	69.0	381	68.2
4	4.1	182	68.0	186	69.6	368	68.8
5	4.1	176	68.6	184	70.3	360	69.5
6	4.1	156	68.2	178	70.9	334	69.6
7	4.1	151	68.9	173	71.6	324	70.4
8	4.1	142	69.7	165	72.3	307	71.1
9	4.1	140	70.5	158	72.7	298	72.0
10	4.1	133	71.1	150	73.0	283	72.1
11	4.1	128	71.7	144	74.0	272	72.9
12	4.1	119	72.5	133	74.6	252	73.6
13	4.1	111	72.4	129	75.5	240	74.1
14	4.1	107	73.1	123	76.1	230	74.7
15	4.1	88	74.0	117	77.4	205	76.0
16	4.1	83	74.9	108	78.0	191	76.7
17	4.1	78	75.5	99	78.9	177	77.4
18	4.1	73	76.2	89	79.0	162	77.7
19	4.1	68	76.6	84	79.4	152	78.2
20	4.1	68	77.6	79	79.9	147	78.8
21	4.1	64	78.1	79	80.9	143	79.7
22	4.1	58	78.6	73	81.3	131	80.1
23	4.1	58	79.4	70	82.3	128	81.0
24	4.1	54	80.4	65	82.7	119	81.7
25	4.1	52	81.4	62	83.3	114	82.4
26	4.1	48	82.0	58	84.0	106	83.1
27	4.1	41	82.2	55	85.2	96	83.9

注）国立療養所松丘保養園福祉室調べ。
　　平成元年以降は年度初め調べ。

本州の北端の青森にあって、零下の気温になる真冬の外働きは、末梢知覚神経障害がある患者には危険な作業であった。冷たさの感覚（冷覚）がないために凍傷を負いやすく、実際に凍傷で手や足の指を失った患者は少なくなかった。体温調節が難しい（発汗障害）患者の真夏の外働きは、熱中症・脱水症を起こしやすく、死と隣り合わせの作業であった。

その点、家屋のなかで仕事ができる裁縫などの内働きは、冬の最中の水汲みや薪拾い、除雪など、男性が行っていた外働きよりも安全な作業であり、女性は男性よりもリスクの少ない安全な場所に置かれていた。

ただし一口に裁縫と言っても、新物仕立てや修理裁縫などの仕事量は膨大であり（表5）、手指に知覚麻痺がある女性には辛い仕事であった。ミシン縫いができれば手縫いの仕事から外れることができたが、そうでなければ、感覚が鈍麻している指に細い針を持った手縫い作業をしなければならず、手指の皮膚や腱を痛めることが少なくなかった。ただし、強い末梢知覚神経障害あるいは手指変形のために針がつまめない女性は、洗濯作業（表5）などに回された。

男性の藁仕事（表6）は、見方によっては皮膚表面に広がる末梢知覚神経障害があっても、筋肉や骨に伝わる感覚（圧覚）を動員して行うため、女性の針仕事より容易であるように見える。しかし、暖房のない真冬の作業場の環境は劣悪で、凍える寒さのなかの作業を通して足腰を痛めた人々は深刻な後遺症を残した。

表4　患者作業の作業種類および作業のべ日数
（昭和2年1月1日～同12月末日）

種別＼男女別	男（のべ日数）	女（のべ日数）	計（のべ日数）
工作	4,782		4,782
洗濯	730		730
裁縫		4,471	4,471
炊事	1,833		1,833
看護	3,564	1,132	4,696
浴場清掃	361		361
掃除	2,184	168	2,352
火葬	50		50
理髪	365	365	730
水汲	365		365
火取	365		365
公園掃除	214		214
買い物	365	30	395
図書管理	59		59
便所掃除	365		365
その他	1,393	1,759	3,152
計	16,995	7,925	24,920

注）北部保養院昭和2年年報より。

表5　患者寝具被服仕立・修繕・洗濯および数量
（昭和2年1月1日～12月末日）

品目＼種別	新物仕立（枚）	修理裁縫（枚）	洗濯（枚）	計（枚）
長袷（アワセ）	50	2,430	1,850	4,330
長綿入れ	50	342	340	732
襦袢（ジュバン）	120	2,150	1,950	4,220
長単衣（ヒトエ）	40	595	470	1,105
短袷	20	850	790	1,660
短綿入れ	60	395	320	775
短単衣	20	320	352	692
掛布団	60	2,270	1,750	4,080
敷布団	50	945	850	1,845
敷布		130	1,800	1,930
股引（モモヒキ）		410	1,180	1,590
雑巾（ゾウキン）		1,122		1,122
その他		12	325	337
計	470	11,971	11,971	24,418

注）北部保養院昭和2年年報より。

代表的な外働きとされた畑仕事は開墾と同時進行で、通常の畑作業より重労働であった。働ける男性の殆どに畑仕事のノルマが課せられ、収穫物は園に納入しなければならなかった（表7）。収穫した農産物は入所者の食料として欠かせないものであったが、ときには地域の人々に売りに出され、園が必要とする物品の購入資金に充てられた。

いずれにしても男性による外働きは重労働であるだけでなく、冬期は雪と氷と寒さのなかで、夏は酷暑のなかで無防備に行われており、凍傷や熱中症などの重大な危険と隣り合わせの作業であった。作業のために手足に傷を負い、また、（顔面神経麻痺由来の）兎眼の目に傷をつけるなどして失明した者は少なくなかった。

患者作業の代表としてよく引き合いに出される患者看護は、軽症者が重症者の面倒を見ることを言い、看護師や介護員が少なかった往事の療養所では普通に行われていた。しかし重症者の三度の食事、排泄、着替え、洗面など、二十四時間を通した作業が続くため、場合によっては睡眠もとれない重労働であった。この患者看護に関しては、男性も女性もほぼ平等に担当していたと言われている。

入園前の職業と教育程度の男女差

例えば昭和二年（一九二七）の北部保養院在籍者百五十九人の入所前の職業（表8）を見ると、農業に従事していた者が最も多く、計六十九人（四十三パーセント）、男女別に見ると、男性四十三人、

表6　患者藁工製作種類および数量
（昭和2年1月1日～同12月末日）

種別／品目	新調数	修理数	計
草履（ゾウリ）	664足		664足
草鞋（ワラジ）	392足		392足
細縄（ホソナワ）	89,090尺		89,090尺
モッコ	75足		75足
ツマゴ	130足		130足
靴拭	20枚		20枚
義足	19個	20個	39個
松葉杖	10本	4本	14本
桶類（オケルイ）	50個	118個	168個
箱類	62個	11個	73個
その他	176個	112個	288個

注）北部保養院昭和2年年報より。

表7　患者納付野菜種類および量数
（昭和3年1月1日～同12月末日）

出来高／品目	数量
葱（ネギ）	112,500貫
大根	1,895,000貫
人参	23,000貫
牛蒡（ゴボウ）	36,000貫
玉葱（タマネギ）	248,000貫
菜葉	416,000貫
夕顔	2,000貫
韮（ニラ）	44,000貫
馬鈴薯	132,000貫
干大根	1,200,000貫
胡瓜	440,000貫
ササゲ	46,000貫
南瓜（カボチャ）	254,000貫
小豆（アズキ）	8升
大豆（ダイズ）	4石2斗
金時豆	3斗8升5合

注）北部保養院昭和3年年報より。

女性二十六人であった。次いで多いのが無職の計五十三人（三十三パーセント）で、そのうち男性は二十八人、女性は二十五人であった。第三位は日雇人夫の計十六人（十パーセント）で、男女別では、男性十三人、女性三人であった。

その他、男性は木工、漁夫がそれぞれ五人ずつ、女性は四人が物売り（商業）などに従事していた。また、木挽、機織り、鉱夫、時計師、指物師、下駄職などの職業があがっている。

農業従事者が多数を占める傾向はその後も変わらず、むしろ増加して、昭和十六年（一九四一）の統計では在園者七百七人の七割、五百人に及んでいる（表9）。我が国の明治時代において、農民が占める割合は全職業の七割から六割であったことを考えると、北部保養院入園前の農業従事者が七割を占めているのは、選別隔離の母集団の割合をそのまま表していると考えてよい。

無職と区分けされた者については、北部保養院開院当時から昭和二年（一九二七）までの保養園在園者のうち、四割近くが二十歳未満にハンセン病を発病したと推計されている（表10）ことを考えると、未だ職についていない子供や未成年者が多く含まれていたと推測される（入園時の確かな年齢別統計が存在しないため詳細は明らかではない）。

一方、同年（昭和二年）の在籍者の教育程度（表11）を見ると、旧制中学校卒業程度の学力があったのは男性一人のみ、高等小学校卒業程度が男性十四人に対して女性二人、計十六人、尋常小学校卒業程度が男性二十九人に対して女性八人、計三十七人であった。数の上では、尋常小学校卒業でも女

表10　ハンセン病の発病年齢
（明治42年4月〜昭和2年12月まで）

年齢＼男女別	男（人）	女（人）	計（人）
自01歳〜至10歳	11	4	15
自11歳〜至20歳	124	64	188
自21歳〜至30歳	131	35	166
自31歳〜至40歳	52	9	61
自41歳〜至50歳	17	9	26
自51歳〜至60歳	3	1	4
自61歳〜至70歳	1	2	3
自71歳〜至80歳		1	1
不詳	37	21	58
計	376	146	522

注）北部保養院昭和2年年報より。

表11　患者入所時の教育程度
（昭和2年12月末調べ）

教育程度＼男女別	男（人）	女（人）	計（人）
中学校又は同程度の修業者	1		1
高等小学校又は同程度の修業者	14	2	16
尋常小学校又は同程度の修業者	29	8	37
尋常小学校を卒業せざる者	30	17	47
無学の者	26	32	58
計	100	59	159

注）北部保養院昭和2年年報より。

表8　患者入所前の職業
（昭和2年12月末調べ）

職業＼男女別	男（人）	女（人）	計（人）
農業	43	26	69
商業	1	4	5
木挽	1		1
木工	5		5
漁夫	5		5
機織		1	1
日雇	13	3	16
鉱夫	1		1
時計師	1		1
無職	28	25	53
指物師	1		1
下駄職	1		1
計	100	59	159

注）北部保養院昭和2年年報より。

表9　昭和16年現在の患者発病当時の職業（昭和16年12月末調べ）

職業＼男女別	男（人）	女（人）	計（人）
農業	327	173	500
日雇および家族	23	12	35
漁業および家族	17	9	26
大工	11		11
無職	17	20	37
その他	61	37	98
計	456	251	707

注）北部保養院昭和16年年報より。
その他とは、鍛冶職、左官、船員、畳職、坑夫、古物商、教員、薪炭商、草履職家族、電工職および家族、蹄鉄工家族、仕立屋、製糸女工、雑貨商および家族、商業の家族、看護職、牛馬商家族、鉄工職、土木請負業、網職、鉄道員家族、織物工、運輸業、飲食店女中、呉服商、人力車夫および家族、理髪業、屋根職、ウドン製造業、石工および家族、旅館女中、魚類行商、事務員、仲買、柾職の家族、荒物商、貸屋業、木材商、自動車業、会社員、製炭業および製炭業家族、印刷業、製靴業、精米業、僧侶、鉱夫など。

性は男性の三割にすぎず、高等小学校卒業程度になると女性は男性の二割弱、中学校卒業程度になると男性が一人のみであった。無学の者は、男性二十六人、女性三十二人であった。

すなわち入園前の教育程度には男女差があり、中学校、高等小学校、尋常小学校を卒業した者は、男性が女性よりはるかに多く（四倍以上）、反対に無学の者は、女性が男性より多い（一・二倍）という、明らかな男性上位であった。

結婚

戦前の保養園入所者の結婚は、入所者たちが住むそれぞれの寮の親方があらかじめ決め、その縁組みを（親方たちを束ねる）患者総代が承認して初めて成立した。結婚の当事者同士が相手を決めることは許されておらず、また、親方から紹介された相手との結婚を拒否することは難しかった。意に沿わない相手でも、親方から紹介された相手との結婚を拒否することは、（保養園長が承認した）患者総代の意志を重んじていないと見なされた。

総代の意志に従えば、保養園での療養生活上の便宜と安全の保障が得られたが、従わなかった場合は、その辺りのことは難しいものがあった。特に女性の場合、最初の結婚は親方の紹介による相手とでなくてはならなかった。ただし（最初の結婚相手が亡くなった後の）二度目の結婚は、必ずしも親方が決めた相手ではなく、本人同士の意志で決めても良いことになっていたと言われている。親方の紹介によらず、自由に結婚相手を選べるようになったのは、患者総代が権力を失った終戦後、それも入所者の直接選挙による患者自治会が発足した昭和二十一年（一九四六）以降である。

戦後の無らい県運動と軽快退所

「予防法改正運動の余波を受けて、昭和二十六年から昭和三十年までの五年間の全国のハンセン病療養所の年間退所者数は三十五人から七十五人に増加している。昭和三十一年、厚生省は、『らい患者の退所決定暫定準則』を通知した。いわゆる『軽快退所基準』と言われたものである。その結果、昭和三十三年から同四十二年の十年間は、同四十年を除いて毎年百人を超え、特に昭和三十五年には二十六人という最高値を示したが、同四十三年から退所者数は減少していった」（山本俊一『日本らい史』三十五頁）。

当時の全国の療養所入所者総数はおよそ一万一千人から一万二千人前後であったから、それにくらべると、これらの軽快退所者数は多いとは言えない。その理由については、一般的に、らい予防法下の強制隔離政策が続いていたこと、医療、福祉などを含む退所後の支援策が不十分であったこと、退所者に対する経済的保障がなかったことなどが指摘されている。

この時代の松丘保養園の軽快退所者総数はおよそ十数人、その殆どが男性であり、女性は数人に過ぎなかった。また、その多くが農家出身者で、帰村して実家の農作業に携わったと考えられている。

このように微々たる数ではあったが軽快退所者がいたにもかかわらず、年度末の保養園在園（患）者数を見ると、昭和十五年（一九四〇）の五百二人に対して、同十六年（一九四一）から十八年（一九四三）までの同在園者は、それぞれ七百七人、八百二十四人、八百十二人と著しく増加している。その後、敗戦を挟んで昭和二十二年（一九四七）には五百七十九人まで減少したものの、以後、再び増加し、ピークの同三十四年（一九五九）には七百二十二人を記した（表1）。

この戦後の年度末在園者数の増加は、いわゆる戦後の第二次無らい県運動によって新入所者が増加したことによる。このあたりの事情は、『ハンセン病をどう教えるか』編集委員会編『ハンセン病をどう教えるか』に要約されているので、以下にその一部を引用する。

「厚生省は一九五〇年五月から五か月間、ハンセン病患者の一斉検診を行い……全国の国立療養所の定員を二千人分増やし、三十か年でハンセン病を撲滅させるという計画を発表した。この計画は各市町村の衛生担当者と警察官が協力し……医師の届け出制度を強化し……結核検診や乳児検診の際……保健所は市民からの聞き込みや投書で、ハンセン病容疑者を摘発する、患者の家族の検診を行うなど、すべてのハンセン病患者を終生隔離することで病気を撲滅しようという発想だった。

『癩予防法』は一九五三年八月……『らい予防法』に改定され……全国国立療養所患者協議会（全患協）の要求する軽快退所規定の明記や懲戒検束規定の撤廃は無視され（重監房規定だけは削除された）……さらに本人が隔離を拒んだ場合、都道府県知事が隔離を命じることができるという強制隔離の条項も加わり……新たな『らい予防法』のもと、『無癩県運動』はさらに強化された」（『ハンセン病をどう教えるか』編集委員会編『ハンセン病をどう教えるか』「『無癩県運動』戦後」四十一頁）。

このように、新たな無らい県運動によって新入所者が増えているなか、「軽快退所」していくには、たとえその行く先が実家であっても、社会復帰に対する強い希望、気力、体力、そして、家族や友人の援助と支援がなくては困難であった。

したがって当然のことながら、社会復帰者は、高齢者より壮・青年が、および、女性より男性が多く、また、いったん退所してもハンセン病が再発したり、「社会の偏見や差別」に耐えられなかったりなどの理由で再び園に戻らざるをえなかった人も少なくなかった（再入所）。

断種手術

「光田健輔と日本のらい事業」と断種手術

財団法人藤楓協会編『光田健輔と日本のらい事業』の「らい年表」の大正四年（一九一五）の項に、以下のような記載がある。

「四月　ワゼクトミー。療養所はらい患者の終生の生活の場所であるため、自然所内結婚が行われ、療養所当局は年々増加する産児の処置に困窮した。その解決策として光田健輔はいち早くワゼクトミーを採用し出産問題の解決を計った。内務省は、身体傷害罪が成立しないように患者から承諾書をとってやるように、との意向を示し、このむね患者に計るや三十名の希望者が出、以来所内結婚を行う者はワゼクトミーを済ますことが慣例となり、療養所内における出産問題は解消して今日に至っている」（財団法人藤楓協会編『光田健輔と日本のらい事業』「らい年表」二十一頁）。

また、昭和十一年（一九三六）の「ワゼクトミー二十周年」という稿には、「大正四年、ワゼクトミーを全生病院に実行して二十年になる。我々同志によりて行うたのは一千人に垂んとする数である……」（財団法人藤楓協会編『光田健輔と日本のらい予防事業』一三三頁）とある。

昭和二十六年（一九五一）には、「ワゼクトミーについて」で、「……私は当時芽生えたばかりの優生手術によって解決したが、それは実に一九一五年（大正四）で、今から三十六年前のことであった。……中川衛生局長も……どうか身体傷害罪の成立しないように患者から承諾書をとってやれと言われた……」（同五九七頁）と記している。すなわち、昭和十五年（一九四〇）公布の国民優生法ではハンセン病は断種の対象になっておらず、戦前、らい予防法下で行われていた断種手術の法的根拠はなかった。

保養園における断種手術

いつごろから松丘保養園でワゼクトミー（断種手術）が行われるようになったかは定かではない。しかし、今では、結婚前の男性入所者の殆どに断種手術がなされていたことが明らかになっている。平成二十年（二〇〇八）ごろの筆者の調べでは、当時の男性在園者の九割前後が手術を受けていたと推定されたが、承諾書の存在については曖昧であった。また、なかには手術を拒否できた人もいたため強制的ではなかったという説もある。しかし拒否し続けることができたのは稀な例であった。

「結婚することを聞いた看護師が断種手術を勧めるので仕方なく承知した」、「基本治療科の医者に呼び出されて断種手術をするように言われたので断れなかった」などというものから、「結婚するなら断種して当然だと友人から言われた」、「断種手術を受けたあとで、お前もようやく一人前になったなど療友から言われた」、「断種を受けなければ一人前ではないという風潮があった」などの話が影に陽に話の種になっており、戦前はもとより、昭和四十年代過ぎまで保養園の断種手術は半ば習慣化して行われていた。

松丘保養園百周年記念誌に叶順二氏の断種手術の経験が掲載されている。

「……昭和三十六年、勧める人があり結婚することになった。二月末日のことだった。その年の六月から七月にかけて妻は体調がすぐれず、内科の診察を受けに行った。間もなく私に呼び出しがあり、急遽内科へ急ぎ、診察室に入った途端に医師より、〝困った人たちだね〟と来た。何がどうなったのか、問い直したら、妻が妊娠しているとのことだった。独身の女性が妊娠したのなら、困ったことかも知れないが、結婚している女性が妊娠したからといって、何故〝困った人たち〟なのか。結局はこの〝困った人たち〟の一言で、妻は堕胎。私は断種手術を受ける羽目になってしまった。このことを後日、母に話したら、母は、〝一般社会なら赤飯を炊いてお祝いするところを、こんなことになってしまい本当に申し訳ない。みんな私のせいだ〟と言って涙を流したが、別に母の所為とは思わぬが、話さないほうが良かったかもしれない。

生まれてくる子は、国が責任を持って育てなければならないところだと思うが。人間としての尊厳を否定し、真の権利、人間性をも否定、日本のハンセン病対策は間違っている。〝生まれてくることができなかった子供たちの慰霊碑〟に向かって合掌する」（国立療養所松丘保養園『松丘保養園百周年記念誌』

一四二頁)。

ここで明らかになるのは、昭和三十六年(一九六一)になっても断種手術が行われていたこと、そして、「困った人たちだね」という医師の一言で、妊娠した妻に堕胎手術を、夫に断種手術を受けさせることができた患者管理の在り方である。昭和二十二年(一九四七)三月に中条資俊初代保養園長が逝去し、桜井方策第二代園長、阿部秀直第三代園長と、戦後になって園長が世代交代しているにもかかわらず、断種手術に対する考え方に変化は見られず、むしろ公然と行われていたことが解かる。

優生保護法と不妊手術(断種手術)

断種手術(不妊手術)が公然と行われるようになったのは、昭和二十三年(一九四八)に成立した優生保護法に、「本人または配偶者がらい疾患に罹り、且つ子孫にこれが伝染する虞のあるもの」という一項が加えられ、法的にハンセン病患者の不妊手術および人工中絶が認められたことによる。戦前の不妊手術は主に男性の断種手術が行われていたが、この優生保護法施行後は女性の不妊手術も増加した。

厚生省統計(表12)の全国的な資料によれば、昭和二十四年(一九四九)から同三十年(一九五五)のそれぞれの年のハンセン病患者の不妊手術の届出件数は、男女あわせて九十五件、百三件、百七件、二百三十七件、百十六件、百二十二件、百二十九件で、全国で届出された不妊手術総数のおよそ〇・

五パーセントを占めている。ただしこれ以降は、漸減し、昭和五十年（一九七五）に男性一件の不妊手術が行われた後は、男性の不妊手術の届出はない。しかし女性に関しては、昭和六十年（一九八五）二件、平成二年（一九九〇）二件、同五年（一九九三）一件、同八年（一九九六）一件と、少ない件数ではあるが、引き続き手術が行われていた。

一方、昭和二十四年（一九四九）から同三十年（一九五五）のそれぞれの年のハンセン病患者・回復者の人工妊娠中絶手術の届出件数は、七百十一件、六百四十件、三百四十九件、一千三百二十八件、八百三件、六百九十三件、三百三件で、不妊手術件数より遙かに多い。

以後、中絶の届出件数は、昭和三十六年（一九六一）まで三桁、五十三年（一九七八）までは概ね二桁、それ以降は一桁へと漸減しているが、平成の時代になっても零にはなっていない。むしろ一時的ではあるが増加して、平成三年（一九九一）の十七件、同六年（一九九四）の十件のように二桁に戻っている年もある。これらの件数と、戦前から行われていた断種手術、および、昭和五十年以降から目立ちはじめたハンセン病療養所入所者数の減少と高齢化とを照らし合わせて考えると、僅かな例外を除いて、妊娠した女性の殆どが人工中絶手術をしていることが推測された。

優生保護法が成立したのは、すべての日本国民の基本的人権の保障をうたった日本国憲法が施行された昭和二十二年（一九四七）の翌年、昭和二十三年（一九四八）である。

一方、この昭和二十三年は、予算化されたプロミンによるハンセン病の化学療法が始まった年でも

表12　優生保護法に基づくハンセン病を理由とする不妊手術と人工妊娠中絶の届出件数

年次	不妊手術届出件数				人工妊娠中絶届出件数	
	総数	ハンセン病			総数	ハンセン病
		総数	男	女		
昭和24	5,695	95	27	68	246,104	711
25	11,403	103	37	66	489,111	640
26	16,233	107	48	59	638,350	349
27	22,424	237	45	192	798,193	1,328
28	32,552	116	33	83	1,068,066	803
29	38,056	122	28	94	1,143,059	693
30	43,255	129	14	115	1,170143	303
31	44,485	105	17	88	1,159,288	269
32	44,400	89	(3)	(13)	1,122,316	216
33	41,985	72	9	63	1,128,231	315
34	40,092	55	8	47	1,098,853	196
35	38,722	65	7	58	1,063,256	191
36	35,483	46	13	33	1,035,329	225
37	32,434	6	1	5	985,351	85
38	32,666	72	0	72	955,092	93
39	29,468	11	1	10	878,748	99
40	27,022	9	0	9	843,248	131
41	22,991	17	2	15	808,378	135
42	21,464	23	2	21	747,490	96
43	18,827	17	2	15	757,389	95
44	17,356	25	1	24	744,451	93
45	15,830	6	2	4	732,033	146
46	14,104	5	0	5	739,674	150
47	11,916	0	0	0	732,653	56
48	11,737	7	0	7	700,532	35
49	10,705	5	0	5	679,837	48
50	10,100	1	1	0	671,597	37
51	9,453	0	0	0	664,106	46
52	9,520	0	0	0	641,242	30
53	9,336	0	0	0	618,044	12
54	9,412	0	0	0	613,676	3
55	9,201	0	0	0	598,084	2
56	8,516	0	0	0	596,569	2
57	8,442	0	0	0	590,299	0
58	8,546	0	0	0	568,363	1
59	8,194	0	0	0	568,916	2
60	7,657	2	0	2	550,127	0
61	7,729	0	0	0	527,900	1
62	7,347	0	0	0	497,756	5
63	7,286	0	0	0	486,146	2
平成2	6,984	2	0	2	466,876	6
3	6,709	0	0	0	456,797	17
4	6,138	0	0	0	436,799	3
5	5,639	1	0	1	413,032	4
6	4,970	0	0	0	386,807	10
7	4,466	0	0	0	364,350	5
8	4,185	1	0	1	343,027	2
9	3,804	0	0	0	338,867	5
計	844,989	1,551			33,864,055	7,696

注）ハンセン病問題に関する検証会議の最終報告、厚生省大臣官房統計調査部編「優生保護統計報告」「母体保護統計報告」より。

ある。すでに新薬プロミンの治療効果はアメリカ合衆国などから紹介されており、「不治の病」といわれたハンセン病が、「治る病」になるという期待は大きかった。

しかし当時の我が国のハンセン病対策は、法律五十六号・癩予防法に、および昭和二十八年以降は法律二百十四号・らい予防法によっており、患者の強制隔離が続行されていた。その結果、戦後の第二次無らい県運動をはさんだ昭和二十年代半ばから昭和四十年までの、それぞれの年の全国ハンセン病療養所入所者総数は一万人を超えるに至った。

ハンセン病患者に対する不妊手術や人工中絶は、戦前戦後を通して、このような我が国のハンセン病対策を遂行・補完するために一貫して行われたものである。

「本人又は配偶者が癩疾患に罹り、且つ子孫に伝染する虞のあるもの」という優生保護法の第三条の第三号は、ハンセン病が伝染性疾患（感染症）であるだけでなく、あたかも遺伝素因が疑われる疾患であるかのように記している。この短く曖昧な条文が、法的背景のない戦前の断種手術を追認し、戦後も引き継がれた予防法による強制隔離の理念を補強し、また、その現場であるハンセン病療養所における不妊手術と人工中絶手術の強要を許していった。そしてそれらの結果、ハンセン病に対する偏見と差別をも助長したのである。

平成八年（一九九六）にらい予防法が廃止になると同時に、優生保護法は母体保護法に改正され、ハンセン病に関する条項は抹消された。

おわりに

　構想を持って十年、稿にとりかかって二年、ようやく出版の運びになってホッとしておりますが、それにしても時間がかかりすぎました。聞き取りに御協力下さった保養園の五人の女性方も、あまりにも本ができあがるのが遅いために呆れ果てているのではないかと思います。

　これら五人の方々の聞き取りに際しては、話したくないことはお話しいただかなくてもよいが、お話しいただける内容については、できるだけ間違いないように思い起こしていただきたいとお願い申しあげたところ、それぞれ真摯に対応していただきました。

　また、これらの方々のうち、お三方が、近しい御家族に迷惑がかかることを懸念されて名前を伏せられました。詳しい事情をお聞きするまでもなく、ハンセン病に対する世間の風当たりは未だに根深いものがありますから、そういう気兼ねがあって当然と思います。他のお二方は、実名で通したい、今さら名乗っても迷惑がかかる親戚はいない、というお考えでしたので名前を明記させていただきました。

皆さま方の御協力と御理解に対して衷心から感謝申しあげます。
また、資料の整理に御協力いただいた松丘保養園福祉室勤務の石田史子さん、取材や執筆の際にさまざまな援助をしていただいた藤嶋由子さんと桜井トシ子さん（お二人とも松丘保養園元総看護師長）、および本稿の校正のために何度も自宅に足をお運びいただいた昭和堂の松井久見子さんに、深く心から御礼申しあげる次第です。

平成二十八年五月三十日

福西征子

参考文献

青森県議会史編纂委員会編『青森県議会史』一九六五年
青森県警察本部編『青森県警察史　上巻』一九七三年
安倍雄吉『優生保護法と妊娠中絶』一九四八年、時事通信社
今野敏彦『文明のカオス――差別・偏見』一九八〇年、八千代出版
上島二郎『日本人の結婚観――結婚観の変遷』一九六九年、筑摩書房
上野千鶴子『資本制と家事労働――マルクス主義フェミニズムの問題構制』一九八五年、海鳴社
上野千鶴子『家父長制と資本制――マルクス主義フェミニズムの地平』一九九〇年、岩波書店
上野千鶴子『近代家族の成立と終焉』一九九四年、岩波書店
上野千鶴子『ナショナリズムとジェンダー』二〇〇九年、青土社
宇田一『遺伝と教育』一九四八年、北隆館
内田博文『ハンセン病検証会議の記録――検証文化の定着を求めて』二〇〇六年、明石書店
江原由美子『ジェンダー秩序』二〇〇一年、勁草書房
江原由美子・山田昌弘『ジェンダーの社会学入門』二〇一二年、岩波書店

大竹章『無菌地帯――らい予防法の真実とは』一九九六年、草土文化
太田典礼『堕胎禁止と優生保護法』一九六七年、経営者科学協会
大谷藤郎『現代のスティグマ――ハンセン病・精神病・エイズ・難病の艱難』一九九三年、勁草書房
越智博美・河野真太郎編『ジェンダーにおける「承認」と「再分配」――格差、文化、イスラーム』二〇一五年、彩流社
オモンド、ロジャー『アパルトヘイトの制度と実態――一問一答』斉藤憲司訳、一九八九年、岩波書店
加藤シズエ『ゆたかな生活を築くために――受胎調節の実際的方法』一九五〇年、大日本雄弁会講談社
加藤シズエ・田中耕太郎・式場隆三郎『産児制限は是か否か』（放送討論會記録第一集）、出版年不詳、農村文化協議會
金井清光『中世の癩者と差別』二〇〇三年、岩田書院
菊池恵楓園患者援護会『田尻敢博士遺稿集』一九六九年、恵楓印刷所
久留島典子・長野ひろ子・長志珠絵編『ジェンダーから見た日本史』二〇一五年、大月書店
国立療養所松丘保養園『国立療養所松丘保養園年報』
国立療養所松丘保養園『創立六十周年記念誌』一九六九年、小野印刷
国立療養所松丘保養園『創立八十周年記念誌』一九九一年、印刷企画むらかみ
国立療養所松丘保養園『創立九十周年記念誌』二〇〇〇年、青和印刷

国立療養所松丘保養園『創立百周年記念誌』二〇一一年、青森オフセット印刷
国立療養所松丘保養園『松丘保養園の人々――日々の生活』二〇一二年、青森オフセット印刷
小山静子『良妻賢母という規範』一九九一年、勁草書房
財団法人藤楓協会編『光田健輔と日本のらい予防事業――らい予防法五十周年記念』一九五八年、三宅美術印刷
齊藤有紀子編著『母体保護法とわたしたち』二〇〇二年、明石書店
桜井方策編『中条資俊園長追想禄』一九四九年、東奥印刷
ジョセッフィ、ダニエラ編『世界の偏見と差別――一五二のアンソロジー』大西照夫監訳、一九九六年、明石書店
末広敏昭『優生保護法　基礎理論』一九八四年、文久書林
鈴木二郎『白・黒・黄色――差別と偏見の構造』一九七三年、音羽書房
鈴木二郎監修『現代の偏見と差別――問題の本質と実情』一九七二年、信濃毎日新聞社
全国ハンセン病患者協議会『全患協ニュース縮刷版（一～三〇〇号）』一九八七年
全国ハンセン病患者協議会『全患協ニュース縮刷版　第二集（三〇一～五〇〇号）』一九八七年
全国ハンセン病患者協議会『全患協ニュース縮刷版　第三集（五〇一～七〇〇号）』一九八七年
全国ハンセン病患者協議会『全患協ニュース縮刷版』（七〇一～七九九）『全療協ニュース』（八〇〇～

九〇〇）第四集、二〇〇七年
全国ハンセン病療養所入所者協議会編纂『復権への日月――ハンセン病患者の闘いの記録』二〇〇一年、光陽出版社
千田有紀『日本型近代家族――どこから来てどこへ行くのか』二〇一一年、勁草書房
谷口弥三郎『優生保護法』一九五二年、医学書院
中条資俊伝刊行会『中条資俊伝』一九八三年、小野印刷
トパック、E『科学の名による差別と偏見』本吉良治・岡本和子訳、一九七七年、新曜社
中村昌弘『癩菌と鼠癩菌』一九八五年、東海大学出版会
成田稔『日本の癩（らい）対策から何を学ぶか』二〇〇九年、明石書店
パルモア、アードマン・B『エイジズム――優遇と偏見・差別』奥山正司・秋葉聡・片多順・松村直道訳、一九九九年、法政大学出版局
『ハンセン病をどう教えるか』編集委員会編『ハンセン病をどう教えるか』二〇〇三年、解放出版社
フーコー、ミッシェル『性の歴史Ⅰ　知への意志』渡辺守章訳、一九八六年、新潮社
福西征子『語り継がれた偏見と差別――予防立法以前の古書に見るハンセン病』二〇一二年、小野印刷
藤川信夫編著『教育における優生思想の展開――歴史と展望』二〇〇八年、勉誠出版
松丘保養園『下村海南・新井恵先生講演録』一九四八年

松丘保養園七十周年記念誌刊行委員会編『秘境を開く――そこに生きて七十年』一九七九年、北の街社・小野印刷
松兼功『正の文化・負の文化』一九八四年、明石書店
松信ひろみ編『近代家族のゆらぎと新しい家族のかたち』二〇一二年、八千代出版
山本俊一『日本らい史』一九九三年、東京大学出版会
湯浅洋「ハンセン病対策の現在と将来」『日本ハンセン病学会誌』二〇〇二年
優生手術に対する謝罪を求める会編『優生保護法が犯した罪――子供を持つことを奪われた人々の証言』二〇〇三年、現代書館
ラッセル、ジョン・G『差別と偏見はどのようにつくられるか――黒人差別・反ユダヤ意識を中心に』一九九五年、明石書店

■著者紹介

福西征子（ふくにし ゆきこ）

1945年福島県会津生まれ。

1969年福島県立医科大学医学部卒業。

1980年京都大学医学博士。

京都大学小児科および皮膚病特別研究施設を経て、1978年から大島青松園、国立駿河療養所、多磨全生園などの国立ハンセン病療養所勤務。

1992年国立療養所松丘保養園副園長、1994年同園長、2013年同名誉園長。

この間、1979年および1982年から1983年にかけてArmed Forces Institute of Patholgy研究員（合衆国ワシントンDC）、また1984年から1985年ツーレン大学研究員（合衆国ルイジアナ州）として渡米。ハンセン病由来の末梢神経病変の研究に従事した。

1999年以降は、松丘保養園長として勤務する傍ら、西アフリカ諸国に蔓延する顧みられない熱帯病、ブルーリ潰瘍のフィールドワークに関わった。

著書に
『ハンセン病療養所1995年〜1997年』（樺島咲の筆名で、2003年）、

『語り継がれた偏見と差別――予防立法以前の古書に見るハンセン病』（弘前・小野印刷所、2012年）、

『ハンセン病療養所の現状と将来』（好善社ブックレット、2013年）など。

ハンセン病療養所に生きた女たち

2016年7月30日　初版第1刷発行
2018年9月3日　初版第2刷発行

著　者　福西征子
発行者　杉田啓三
〒607-8494 京都市山科区日ノ岡堤谷町3-1
発行所　株式会社　昭和堂
振込口座　01060-5-9347
TEL(075)502-7500／FAX(075)502-7501
ホームページ http://www.showado-kyoto.jp

印刷　亜細亜印刷

ISBN 978-4-8122-1554-8
＊落丁本・乱丁本はお取り替え致します。
Printed in Japan